基层常见

心脑血管 急危重症

中西 医结合诊疗手册

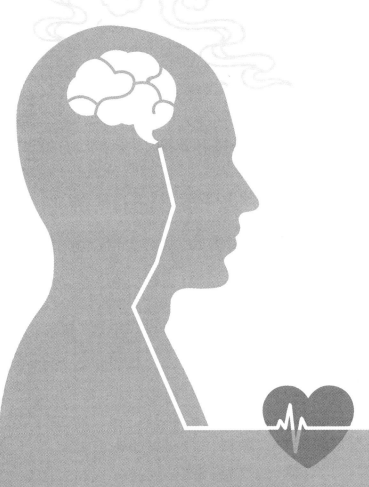

主编　刘　明　郭施余　魏丹霞
　　　任亢宗　苏　勇　顾力华

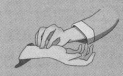

云南科技出版社
·昆明·

图书在版编目（CIP）数据

基层常见心脑血管急危重症中西医结合诊疗手册 /
刘明等主编 . -- 昆明：云南科技出版社，2023.11
ISBN 978-7-5587-4635-2

Ⅰ．①基… Ⅱ．①刘… Ⅲ．①心脏血管疾病—急性病
—中西医结合—诊疗—手册②脑血管疾病—险症—中西医
结合—护理—手册 Ⅳ．① R54-62 ② R743-62

中国版本图书馆 CIP 数据核字 (2022) 第 196158 号

基层常见心脑血管急危重症中西医结合诊疗手册
JICENG CHANGJIAN XIN–NAOXUEGUAN JI–WEIZHONGZHENG ZHONG–XIYI JIEHE ZHENLIAO SHOUCE

刘　明　郭施余　魏丹霞　任亢宗　苏　勇　顾力华　**主编**

出 版 人：温　翔
责任编辑：蒋朋美　代荣恒
封面设计：常继红
责任校对：秦永红
责任印制：蒋丽芬

书　　　号：ISBN 978-7-5587-4635-2
印　　　刷：昆明瑆煋印务有限公司
开　　　本：787mm×1092mm　1/16
印　　　张：16.5
字　　　数：375 千字
版　　　次：2023 年 11 月第 1 版
印　　　次：2023 年 11 月第 1 次印刷
定　　　价：68.00 元

出版发行：云南科技出版社
地　　址：昆明市环城西路 609 号
电　　话：0871-64134521

编委会

前　言

　　心脑血管急危重症发病率、死亡率较高，许多医院急诊科、基层社区或乡镇卫生院的医护人员是急危重症患者的首诊医生，他们的技术水平直接关系到这类患者的生命是否可以继续生存及之后的生存质量。因此，无论接诊医护人员身处的急救条件如何，首先要求的是他们要熟练掌握的抢救急危重症患者的急救技能及操作规范，尽最大努力有效地救治每一位患者。但不容乐观的是，在我国的医疗卫生体制中，基层医院，尤其是基层中医医院、乡镇卫生院及社区医疗机构等仍普遍存在医护人员急诊急救服务能力欠缺、医院整体综合服务能力不足的现状，每遇常见普通的急危重症患者多以转上级医院为救治的首要选择措施，从而导致在急救的黄金时间内不能确保患者得到有效救治，导致致残、致死率增加。因此，加强基层医护人员的急诊急救能力建设，尤其是对心脑血管疾病的诊治，进一步发挥中西医结合的救治优势，提高抢救成功率、降低病死率和致残率是新时期基层医疗卫生机构发展和提升的关键，也是提高全民健康水平的有效措施之一。

　　基于以上背景，形成了本书的撰写思路。即：从临床实际出发，围绕常见内心脑血管疾病的中西医结合诊治、康复为主线，构建了诊疗思维、辨病与辨证相结合，突出中西医结合实用急救方法与技术，将常见心脑血管疾病的中西医诊断、监护、治疗、康复等诊疗技术融为一体的整体框架。

　　本书共分七个章节，内容系统简明、深入浅出、临床操作实用强，可满足广大基层医护人员日常阅读学习和及时查对。

　　急症急救医学是一门发展迅速的学科，由于时间仓促，加之编者的经验有限，故存有错漏之处在所难免，恳请相关同道批评指正。

编委会

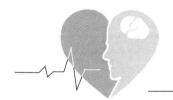

目　录

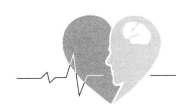

第一章
常见心脑血管急症诊治

第一节　胸　痛

胸痛（chest pain）是指人主观感觉到胸廓内外部位的疼痛，是急诊较常见的症状，胸痛的程度因个体痛阈的差异而不同，与疾病病情轻重程度不完全一致。

一、诊断思路

（一）病　史

详询病史中的发病年龄、疼痛的部位和放射、疼痛的性质、疼痛的时间、诱发和缓解因素、伴发症状等。

1. 发病的性别、年龄

青年的急性胸痛，应注意自发性气胸、心肌炎等。40 岁以上患者发生的急性胸痛，应注意心绞痛、心肌梗死和肺癌的可能。

2. 疼痛部位和放射

心绞痛与心肌梗死的疼痛通常位于胸骨后和心前区，且可放射至左肩和左上臂内侧；夹层动脉瘤疼痛位于胸背部，向下放射至下腹、腰部与两侧腹股沟和下肢；带状疱疹沿神经分布，不超过中线，有明显的痛感；食管疾病、膈疝、纵隔肿瘤的疼痛位于胸骨后；自发性气胸、急性胸膜炎、肺栓塞等呈患侧的剧烈胸痛。

3. 疼痛的性质

肋间神经痛呈阵发性的灼痛或刺痛；心绞痛呈压榨性并有重压窒息感，心肌梗死则疼痛更为剧烈并有恐惧、濒死感；夹层动脉瘤呈撕裂样疼痛；食管炎、膈疝常呈灼痛或灼热感；胸膜炎呈隐痛、钝痛和刺痛；带状疱疹呈刀割样或灼热样疼痛。

4. 疼痛的时间

阵发性胸痛常见于血管狭窄缺血所致，常见于心绞痛，持续时间短；持续性胸痛常见于炎症、肿瘤、栓塞和梗死。

5. 诱发或缓解因素

心绞痛可在劳累和精神紧张时诱发，经休息或含服硝酸甘油后缓解；心肌梗死呈持续性剧痛，服用硝酸甘油无效；食管疾病常在进食时发作或加剧，经服用抗酸剂后缓解；胸膜炎、自发性气胸、心包炎常因咳嗽或深呼吸而加剧；胸壁疾病的疼痛常因局部压迫或胸廓活动时加剧。

6. 伴随症状

胸痛伴咳嗽、发热常见于气管、支气管和肺部疾病；伴呼吸困难，提示病变较严重，如肺炎、自发性气胸、渗出性胸膜炎和肺栓塞等；伴咯血主要见于肺癌、肺栓塞；伴苍白、大汗、血压下降主要见于心肌梗死、动脉夹层等。

7. 既往史

是否有高血压、心绞痛、外伤、吞咽异物或腐蚀剂史、近期手术史。

（二）病　因

胸痛病因复杂，常见的病因有：胸部疾病、心血管疾病、呼吸系统疾病、纵隔疾病等。首先，要考虑是否有威胁生命的疾病引起胸痛，包括急性心肌梗死、急性主动脉夹层、肺梗死、张力性气胸等，以免延误治疗。临床中引起胸痛的原因主要为胸部疾病。

（三）体格检查

对于急性胸痛患者，5min内须完成必要的体格检查。要有针对性、有目的地根据患者的病史特征进行一些重要的查体。

1. 生命体征

血压、呼吸频率、体温、脉搏以及面容。怀疑主动脉夹层时应分别测量四肢血压。

2. 皮肤

有无花斑、湿冷、疱疹、皮下气肿等。

3. 血管

检查颈部血管有无异常搏动；有时主动脉弓部的夹层可以在胸骨上窝出现异常搏动；颈静脉充盈或怒张可见于心脏压塞、肺栓塞等。

4. 胸部

包括皮肤、肌肉、肋骨、胸廓、脊柱有无畸形、压痛和叩击痛；肺部有无呼吸音减弱、啰音、胸膜摩擦音和叩诊情况；心脏的心界、心音强弱、杂音等。

5. 腹部

有无压痛，尤其是剑突下。

6. 下肢

有无肿胀。

（四）辅助检查

（1）血、尿、粪常规，肝肾功能、电解质、凝血机制、肌钙蛋白等。

（2）心电图、X胸片、胸部CT，所有急性胸痛患者在就诊后应立即完善12导联心电图检查。

（3）必要时做心动超声图、DSA造影检查、腹部B超、胃肠镜、颈椎X摄片，明确是否有胸外疾病。

二、鉴别诊断

首先要考虑是否有威胁生命的疾病引起的胸痛，包括急性心肌梗死、急性主动脉夹层、肺梗死、张力性气胸等。

（一）心血管系统疾病

1. 冠心病心绞痛和急性心肌梗死

心绞痛持续时间超过30min，用硝酸酯类药物不能缓解，心电图示ST段弓背向上抬高，应高度怀疑急性心肌梗死，应按急性心梗急救流程进行处理。同时，查心肌酶谱和冠状动脉造影以明确诊断。

2. 急性主动脉夹层

好发于老年性动脉硬化者和年轻的马凡氏综合征患者。特征为：有剧烈胸痛，患者面色苍白、大汗淋漓、烦躁不安，疼痛放射至背部，可伴心脏主动脉瓣听诊区舒期杂音和双上肢血压不相称，X胸片见主动脉影增宽，CT或MRI可确诊。

3. 肺梗死

多见于有下肢静脉血栓者，表现无特异性，有胸痛、咳嗽、咯血、呼吸困难、低氧血症等。X胸片可呈楔形阴影，也可表现为炎性改变、胸腔积液等。心电图出现$S_I Q_{III} T_{III}$。血D–二聚体值升高，通过同位素肺灌注和DSA肺动脉造影检查可确诊。

4. 主动脉瓣狭窄

胸痛逐渐进展，可致晕厥、心衰，收缩期可闻及吹风样杂音向颈部传导，脉压变小。

5. 肥厚型梗阻性心肌病

呼吸困难、心前区痛、乏力、头晕与昏厥，心浊音界向左扩大，心尖搏动向左下移位，有抬举性冲动。胸骨左缘下段心尖内侧可听到收缩中期或晚期喷射性杂音，行超声心动图检查可明确诊断。

6. 其他

急性心肌炎、心包炎；主动脉瘤；先天性心脏病；风湿性冠状动脉炎；高血压性心脏病；二尖瓣脱垂等通过相应检查可鉴别。

（二）呼吸系统疾病

1. 气胸（外伤性或自发性）

气胸侧呼吸音减弱或消失，叩诊呈鼓音，X 胸片见肺压缩线，可进一步做 CT 确诊，需和肺大泡鉴别。

2. 炎症性

急性胸膜炎、肺炎、支气管炎。

3. 肿瘤性

肺癌、胸膜间皮细胞瘤。

4. 纵隔疾病

纵隔肿瘤、纵隔气肿、纵隔炎。食道炎、食道癌、食道裂孔疝。

5. 胸壁疾病

胸壁外伤和感染、带状疱疹、肋间神经炎、肋软骨炎、胸部骨肿瘤。

（三）胸外疾病

多有各自的症状和病变部位的局部体征。胆道疾病：胆囊炎、胆石症、胆囊癌。肝脏疾病：肝癌、肝炎、肝脓肿。消化性溃疡、肠道疾病等通过B超、CT及胃肠镜等检查多可确诊。必要时可用剖腹探查来明确诊断。

三、治疗要点

（一）急性胸痛的处理原则

（1）快速识别高危患者，以迅速进入快速救治绿色通道，排除那些几乎没有或没有威胁生命疾病的患者。

（2）暂不明诊断的患者应常规留院观察病情的演变，严防患者院外发生严重危及生命的事件。

（二）病因治疗

如果疑诊心绞痛：予鼻导管吸氧、舌下含服硝酸甘油（注意收缩压 <100mmHg 时停

用）。记住硝酸甘油有效的胸痛并不一定就是心绞痛。如果无效，还可试用其他抗心绞痛药物，包括硝酸甘油静脉泵入；如无禁忌证，予阿司匹林 300mg 嚼服；吗啡 2~4mg 皮下注射。

如疑诊主动脉夹层：应心电监护，及时转入 ICU/MICU，应用 β 受体阻滞剂。安排急诊 CT 或心脏超声检查。

如疑诊气胸：拍胸片证实。如肺压缩>30%，请行胸腔置管和闭式引流。如果是张力性气胸，直接在患侧第2肋锁骨中线处插入大号针头排气，不能因为等胸片回报而耽误治疗。

如高度疑诊肺栓塞：尽可能约 CT 肺动脉造影或肺 V/Q 显像，及时开始抗凝治疗。大面积或次大面积肺栓塞考虑溶栓。

四、中医中药

胸痛在中医学中属于"胸痹""猝心痛""真心痛"等病范畴，中医认为，胸痛是由于外伤、邪热、阴寒、瘀血、痰浊等阻遏心、肺、胸膈，壅结胸中，气滞血瘀所致。

（一）治疗原则

先治其标，后治其本。实证予以通为主，采取调畅气机，活血化瘀，辛温通阳，豁痰泄浊等治法，虚证予补气温阳，滋阴养血等治法。

（二）分证论治

1. 寒凝心脉

主证：猝然心痛如绞，或心痛彻背，背痛彻心，或感寒痛甚，心悸气短，形寒肢冷，冷汗自出；苔薄白，脉沉紧或促。多因气候骤冷或感寒而发病或加重。

治法：温经散寒，活血通痹。

处方：当归四逆汤。

组成：当归、桂枝、白芍、细辛、通草、大枣、炙甘草等。

2. 气滞心胸

主证：心胸满闷不适，隐痛阵发，痛无定处，时欲太息，遇情志不遂时容易诱发或加重，或兼有脘腹胀闷，得嗳气或矢气则舒；苔薄或薄腻，脉细弦。

治法：疏调气机，活血舒脉。

处方：柴胡疏肝散。

组成：柴胡、白芍、枳实、甘草、川芎、陈皮、香附等。

3. 痰浊闭阻

主证：胸闷重而心痛轻，形体肥胖，痰多气短，遇阴雨天而易发作或加重，伴有倦怠乏力，纳呆便溏，口黏，恶心，咯吐痰涎，苔白腻或白滑，脉滑。

治法：通阳泄浊，豁痰开结。

处方：瓜蒌薤白半夏汤加味。

组成：瓜蒌、薤白、半夏、茯苓、枳实、厚朴等。

4. 瘀血痹阻

主证：心胸疼痛剧烈，如刺如绞，痛有定处，甚则心痛彻背，背痛彻心，或痛引肩背，伴有胸闷，日久不愈，可因暴怒而加重，舌质暗红，或紫暗，有瘀斑，舌下瘀筋，苔薄，脉涩或结、代、促。

治法：活血化瘀，通脉止痛。

处方：血府逐瘀汤。

组成：当归、生地黄、赤芍、川芎、红花、桃仁、枳壳、柴胡、牛膝、桔梗、炙甘草等。

5. 心气不足

主证：心胸阵阵隐痛，胸闷气短，动则益甚，心中悸动，倦怠乏力，神疲懒言，面色㿠白，或易出汗，舌质淡红，舌体胖且边有齿痕，苔薄白，脉细缓或结代。

治法：补养心气，鼓动心脉。

处方：保元汤。

组成：黄芪、人参、甘草、肉桂。

6. 心阴亏损

主证：心胸疼痛时作，或灼痛，或隐痛，心悸怔忡，五心烦热，口燥咽干，潮热盗汗，舌红少泽，苔薄或剥，脉细数或结代。

治法：滋阴清热，养心安神。

处方：天王补心丹。

组成：人参、玄参、丹参、麦冬、天门冬、酸枣仁、柏子仁、远志、茯苓、五味子、桔梗、生地黄等。

7. 心阳不振

主证：胸闷或心痛较著，气短，心悸怔忡，自汗，动则更甚，神倦怯寒，面色㿠白，四肢欠温或肿胀；舌质淡胖，苔白腻，脉沉细迟。

治法：补益阳气，温振心阳。

处方：参附汤合桂枝甘草汤。

组成：人参、制附子、桂枝、炙甘草。

第二节 呼吸困难

呼吸困难（dyspnea）是指患者主观感到空气不足、呼吸费力，客观上常有呼吸频率、深度和节律的变化，严重时出现张口呼吸、鼻翼翕动、端坐呼吸甚至发绀、呼吸辅助肌参与呼吸运动。

一、诊断思路

（一）病　史

1. 发病的原因及诱因

有无心脏病史、肺疾病史、神经系统疾病、代谢系统疾病和有无药物、毒物摄入史等。发病的诱因、以往有无类似发作，与季节、体力活动、饮食有无关系，减轻和加重因素。

2. 发作的病程、次数

是首次发作还是反复发作，有无相关服药史，何种药物有效。

3. 发病的缓急

急性起病的呼吸困难多见于急性喉头水肿、气管异物、哮喘发作、急性心力衰竭、气胸、肺栓塞等。慢性进行性加重的呼吸困难常见于慢性阻塞性肺病。

4. 询问既往史

有无心、肺、肝、肾、糖尿病史。有无外伤、毒物中毒和被动物抓伤、咬伤史。有无精神创伤史。

5. 呼吸困难的伴随症状

伴发热多见于肺炎、肺结核、肺脓肿；伴咳嗽、咳痰常见于慢性支气管炎、肺气肿伴肺部感染；咳吐粉红色泡沫痰见于急性左心衰；伴胸痛见于肺炎、渗出性胸膜炎；伴哮鸣音多见于哮喘、心源性哮喘；伴意识障碍见于脑出血、脑膜炎、DKA 等。

（二）体格检查

1. 生命体征

包括体温、脉搏、呼吸、血压、SpO_2。

2. 体位

注意观察是否能平卧，端坐呼吸见于左心衰、重症哮喘；患者侧卧位考虑胸腔积液。

3. 意识状况

意识障碍要考虑肺性脑病、颅脑病变、中毒等。

4. 皮肤黏膜

是否发绀，有无杵状指，呼出的气体有无特殊气味等。

5. 观察呼吸

呼吸类型、呼吸频率、节律、深度，有无三凹征等。

6. 肺部查体

气管是否居中、肺部叩诊的变化、有无啰音等。

7. 心脏检查

颈静脉充盈程度、有否心衰体征、奇脉、下肢水肿等。

（三）辅助检查

1. 影像学检查

（1）肺部 CT 检查，X 线检查：对因心肺疾患引起的呼吸困难均有明显的心肺征象；可发现气胸、肺水肿、肺实变等。

（2）支气管造影诊断支气管扩张、支气管腺瘤和癌等。

（3）对慢性肺疾病如慢性阻塞性肺疾病（COPD）、支气管哮喘等应做肺功能测定以明确肺功能损害的性质和程度。

2. 血常规

血常规检查在感染时有白细胞计数增高、中性粒细胞增高，过敏性疾患时嗜酸性粒细胞计数增高。

3. 动脉血气分析

有助于呼吸困难类型和呼吸衰竭的诊断。

4. 纤维支气管镜检查

用于支气管肿瘤、狭窄、异物的诊断和治疗，肺穿刺活检对肺纤维化、肿瘤等意义重大。

5. 检查

心脏病患者可做心电图、超声心动图等检查。

6. 脑钠肽（BNP）

对于鉴别和诊断心衰有着重要的意义。

7. 其他

肝肾功能、电解质、血糖、心肌酶、D- 二聚体等。

二、鉴别诊断

1. 心血管疾病

各种原因引起的左心功能不全和全心衰，包括心包积液、肺心病。有呼吸困难、不能平卧、双肺吸气性哮鸣音和细湿啰音，可伴身体下垂部位水肿。X 胸片见心影增大和肺淤血表现。急性心肌梗死可仅有呼吸困难之表现。

2. 肺部疾病

包括支气管哮喘、喘支、支扩、肺脓肿、肺结核、肺纤维化、肺癌、气胸、胸腔积液等。重度支气管哮喘也不能平卧，哮鸣音以呼气性为主，动脉血气分析为二氧化碳潴留，低氧血证，呼吸性酸中毒。

3. 中枢性疾病

脑出血、脑膜炎、肺性脑病、肝性脑病、糖尿病酮症酸中毒、急性中毒等。

4. 精神性疾病

如癔症等。

三、治疗要点

（一）对症治疗

1. 氧疗

吸氧是首要处理措施。即使有二氧化碳潴留也应予低流量吸氧。可用鼻导管（最大 FiO_2 约 40%）、普通面罩（可达 50%）和储氧面罩（可达 90%），使 $PaO_2>60mmHg$，或 $SpO_2>92\%$。

2. 保持呼吸道通畅

对于任何类型的呼吸困难都是最重要的治疗措施。

（1）气道梗阻时注意有否三凹征和喉鸣，要尽可能解除梗阻（吸痰等）。

（2）开放气道，必要时快速建立人工气道。

（3）清除气道内分泌物及异物。

（4）如存在支气管痉挛，静脉给予支气管扩张药物，如 β_2 肾上腺素受体激动剂、糖皮质激素、茶碱类药物等。

（二）病因治疗

1. 各种原因引起的呼吸困难，处理方法各不相同

β 受体激动剂可用于治疗气道痉挛（哮喘/COPD）；心衰者用强心、利尿、扩血管治疗；肺源性者以平喘为主，不宜用强心和利尿治疗；而中枢性者用上述治疗均无效。癔症者用心理暗示治疗有效。

2.过度通气综合征

多无基础疾病，女性多见，常与心理暗示有关，表现为呼吸困难、胸闷、手足抽搐（呼吸性碱中毒），排除器质性疾病后以解释为主，必要时适当镇静（严密观察呼吸情况下，地西泮 5~10mg 静脉注射等）。

（三）支持治疗

纠正酸碱平衡失调及电解质紊乱，同时加强心、脑、肾等重要器官功能的支持。

四、中医中药

呼吸困难在中医学中属于"哮病""喘病""肺胀""痰饮"等病范畴，其病位主要在肺和肾，涉及心肝脾，多为外邪、痰浊、肝郁气逆，邪壅肺气，宣降不利导致；或因正气亏虚，阳气不足，阴精亏损，而出现肺肾出纳失常的表现。

（一）治疗原则

临床上根据呼吸困难的发作与未发作，虚与实辨证治疗。发作时以邪实为主，当祛邪治标，治以温化宣肺、清化肃肺；未发作时以正虚为主，当扶正治本，治以补肺、健脾、益肾等治疗。

（二）分证论治

1.风寒闭肺

主证：喘息，呼吸气促，胸部胀闷，咳嗽，痰多稀薄色白，兼有头痛，鼻塞，无汗，恶寒，或伴发热，口不渴，舌苔薄白而滑，脉浮紧。

治法：散寒宣肺。

处方：麻黄汤。

组成：麻黄、桂枝、杏仁、炙甘草等。

2.痰热遏肺

主证：喘咳气涌，胸部胀痛，痰多黏稠色黄，或夹血色，伴胸中烦热，面红身热，汗出口渴喜冷饮，咽干，尿赤，或大便秘结；苔黄或腻，脉滑数。

治法：清泄痰热。

处方：桑白皮汤。

组成：桑白皮、黄芩、黄连、栀子、紫苏子、杏仁、贝母、半夏等。

3.痰浊阻肺

主证：喘而胸满闷窒，甚则胸盈仰息，咳嗽痰多黏腻色白，咯吐不利，兼有呕恶纳呆，口黏不渴，苔厚腻色白，脉滑。

治法：化痰降逆。

处方：二陈汤合三子养亲汤。

组成：半夏、陈皮、茯苓、生姜、白芥子、紫苏子、莱菔子、生甘草等。

4. 饮凌心肺

主证：喘咳气逆，倚息难以平卧，咯痰稀白，心悸，面目肢体浮肿，小便量少，怯寒肢冷，面唇青紫，舌胖黯，苔白滑，脉沉细。

治法：温阳利水，泻肺平喘。

处方：真武汤合葶苈大枣泻肺汤。

组成：制附子、人参、炒白术、茯苓、白芍、葶苈子、大枣、甘草等。

5. 肝气乘肺

主证：每遇情志刺激而诱发，发病突然，呼吸短促，息粗气憋，胸闷胸痛，咽中如窒，咳嗽痰鸣不著，喘后如常人，或失眠、心悸，平素常多忧思抑郁，苔薄，脉弦。

治法：开郁降气。

处方：五磨饮子。

组成：木香、沉香、槟榔、枳实、乌药等。

6. 肺气虚

主证：喘促短气，气怯声低，喉有鼾声，咳声低弱，痰吐稀薄，自汗畏风，极易感冒，舌质淡红，脉软弱。

治法：补肺益气。

处方：补肺汤合玉屏风散。

组成：人参、黄芪、熟地黄、五味子、紫菀、桑白皮、炒白术、防风等。

7. 肾气虚

主证：喘促日久，气息短促，呼多吸少，动则喘甚，气不得续，小便常因咳甚而失禁，或尿后余沥，形瘦神疲，面青肢冷，或有跗肿，舌淡苔薄，脉微细或沉弱。

治法：补肾纳气。

处方：金匮肾气丸合参蛤散。

组成：人参、蛤蚧粉、桂枝、制附子、干地黄、山茱萸、山药、茯苓、泽泻、丹皮等。

8. 喘脱

主证：喘逆甚剧，张口抬肩，鼻翼翕动，端坐不能平卧，稍动则喘剧欲绝，或有痰鸣，咳吐泡沫痰，心慌动悸，烦躁不安，面青唇紫，汗出如珠，肢冷，脉浮大无根，或见遏止，或模糊不清。

治法：扶阳固脱，镇摄肾气。

处方：参附汤合黑锡丹。

组成：人参、附子、黑锡丹等。

第三节 心 悸

心悸（palpitation）是指患者自觉心中悸动、惊惕不安，甚则不能自主的一种病症。心悸是一种中医病名。临床一般多呈发作性，每因情志波动或劳累过度而发作，且常伴胸闷、气短、失眠、健忘、眩晕、耳鸣等症状。病情较轻者为惊悸，病情较重者为怔忡。心悸多因体虚劳倦、情志内伤、外邪侵袭等，导致心神失宁而发病。根据本病的临床表现，各种原因引起的心律失常，如心动过速、心动过缓、过早搏动、心房颤动或扑动、房室传导阻滞、病态窦房结综合征、预激综合征以及心功能不全，一部分神经官能症等，如具有心悸临床表现的，均可参照本病证辨证论治，同时结合辨病处理。

一、诊断要点

（一）病 史

心悸是许多疾病的一个共同表现，其中有一部分心悸的患者并无器质性病变，因而病史对于心悸的诊断尤为重要。如应仔细询问患者心悸的发生是否与体力活动、精神状态以及应用药物等因素有关。若心悸常在轻度体力活动后产生，则病变多为器质性的，应进一步询问既往有无器质性心脏病的病史，若心悸发生在剧烈运动之后，或在应用阿托品等药物之后，则为机体的一种生理反应。

另外，心悸发作时间的长短也与病因有关，如突然发生的心悸在短时间内很快消失，但易反复发作，则多与心律失常有关。此时应详细追问心悸发作当时患者的主观感觉，如有无心跳过快、过慢或不规则的感觉，是否伴有意识改变及周围循环障碍，以便做出初步的诊断。若患者从幼年时即出现心悸，则多与先天性心血管疾病有关。

（二）症状特点

1. 主证特点

自觉心慌不安，心跳剧烈，突发突止，不能自主。

2. 兼证

胸闷不舒，倦怠乏力，气短，心烦，少寐多汗，甚则喘促，肢冷汗出，或见晕厥。

3. 心悸诱因

情志刺激，惊恐、紧张、劳累过度，饮酒饱食，常可诱发。

4. 脉象

脉搏节律和（或）频率异常，脉律不整，或脉率过数，过缓，脉象见结、代，或数、疾、促，或缓、迟等变化。

（三）体格检查

询问完病史之后，就应有针对性地进行体格检查。如怀疑患者有器质性心脏病时，应重点检查心脏有无病理性体征，即有无心脏杂音、心脏增大以及心律改变等，有无血压增高、脉压增大、水冲脉等心脏以外的心脏病体征。患者的全身情况，如精神状态、体温、有无贫血、多汗及甲状腺肿大等也应仔细检查避免遗漏。

（四）辅助检查

心电图是检测心律失常有效、可靠、方便的手段，它可以区分是快速性心律失常还是缓慢性心律失常；识别过早搏动的性质，如房性早搏、结性早搏、室性早搏、阵发性室上性心动过速及室性心动过速，判断Ⅰ度、Ⅱ度、Ⅲ度房室传导阻滞，心房扑动与心房颤动，心室扑动与心室颤动，病态窦房结综合征等。必要时可行24h动态心电图检查。测血压、X线胸部摄片、心脏超声检查有助于明确诊断。

二、鉴别诊断

1. 惊悸与怔忡的鉴别

惊悸发病，多与情绪因素有关，可由骤遇惊恐，忧思恼怒，悲哀过极或过度紧张而诱发，多为阵发性，病来虽速，病情较轻，实证居多，病势轻浅，可自行缓解，不发时如常人。怔忡多由久病体虚，心脏受损所致，无精神等因素亦可发生，常持续心悸，心中惕惕，不能自控，活动后加重，多属虚证，或虚中夹实，病来虽渐，病情较重，不发时亦可兼见脏腑虚损症状。心悸日久不愈，亦可形成怔忡。

2. 心悸与奔豚的鉴别

奔豚发作之时，亦觉心胸躁动不安。心悸与奔豚的鉴别要点为：心悸为心中剧烈跳动，发自于心；奔豚乃上下冲逆，发自少腹。

三、治疗要点

（一）论治原则

心悸的治疗应分虚实，虚证分别治以补气、养血、滋阴、温阳；实证则应祛痰、化饮、清火、行瘀。但本病以虚实错杂为多见，且虚实的主次、缓急各有不同，故治当相应兼顾。同时，由于心悸以心神不宁为其病理特点，故应酌情配入镇心安神之法。

（二）分证论治

1. 心虚胆怯证

主证：心悸不宁，善惊易恐，坐卧不安，不寐多梦而易惊醒，恶闻声响，食少纳呆，苔薄白，脉细略数或细弦。

治法：镇惊定志，养心安神。

处方：安神定志丸加减。

组成：龙齿、琥珀、酸枣仁、远志、茯神、人参、茯苓、山药、天冬、生地、熟地、肉桂、五味子等。

2. 心血不足证

主证：心悸气短，头晕目眩，失眠健忘，面色无华，倦怠乏力，纳呆食少，舌淡红，脉细弱。

治法：补血养心，益气安神。

处方：归脾汤加减。

组成：黄芪、人参、白术、炙甘草、熟地黄、当归、龙眼肉、茯神、远志、酸枣仁、木香等。

3. 心阳不振证

主证：心悸不安，胸闷气短，动则尤甚，面色苍白，形寒肢冷，舌淡苔白，脉象虚弱或沉细无力。

治法：温补心阳，安神定悸。

处方：桂枝甘草龙骨牡蛎汤合参附汤加减。

组成：桂枝、附子、人参、黄芪、麦冬、枸杞、炙甘草、龙骨、牡蛎等。

4. 水饮凌心证

主证：心悸眩晕，胸闷痞满，渴不欲饮，小便短少，或下肢浮肿，形寒肢冷，伴恶心、欲吐、流涎，舌淡胖，苔白滑，脉象弦滑或沉细而滑。

治法：振奋心阳，化气行水，宁心安神。

处方：苓桂术甘汤加减。

组成：泽泻、猪苓、车前子、茯苓、桂枝、炙甘草、人参、白术、黄芪、远志、茯神、酸枣仁等。

5. 阴虚火旺证

主证：心悸易惊，心烦失眠，五心烦热，口干，盗汗，思虑劳心则症状加重，伴耳鸣腰酸，头晕目眩，急躁易怒，舌红少津，苔少或无，脉象细数。

治法：滋阴清火，养心安神。

处方：天王补心丹合朱砂安神丸加减。

组成：生地、玄参、麦冬、天冬、当归、丹参、人参、炙甘草、黄连、朱砂、茯苓、远志、酸枣仁、柏子仁、五味子、桔梗等。

6.瘀阻心脉证

主证：心悸不安，胸闷不舒，心痛时作，痛如针刺，唇甲青紫，舌质紫暗或有瘀斑，脉涩或结或代。

治法：活血化瘀，理气通络。

处方：桃仁红花煎合桂枝甘草龙骨牡蛎汤。

组成：桃仁、红花、丹参、赤芍、川芎、延胡索、香附、青皮、生地、当归、桂枝、甘草、龙骨、牡蛎等。

7.痰火扰心证

主证：心悸时发时止，受惊易作，胸闷烦躁，失眠多梦，口干苦，大便秘结，小便短赤，舌红苔黄腻，脉弦滑。

治法：清热化痰，宁心安神。

处方：黄连温胆汤加减。

组成：黄连、山栀、竹茹、半夏、胆南星、全瓜蒌、陈皮、生姜、枳实、远志、菖蒲、酸枣仁、生龙骨、生牡蛎等。

（三）针灸治疗

治法：调理心气，安神定悸。以手厥阴、手少阴经穴为主。

主穴：内关、郄门、神门、厥阴俞、巨阙。

操作：毫针平补平泻法。

第四节　水　肿

水肿（edema）是指组织间隙过量的体液潴留。通常指皮肤及皮下组织液体潴留，体腔内体液增多则称积液。当组织间隙液体积聚超过体重的4%～5%时可表现为显性水肿。根据分布范围，水肿可表现为局部性或全身性，全身性水肿时往往同时有浆膜腔积液，如腹水、胸腔积液和心包腔积液。全身性水肿主要有心源性水肿、肾源性水肿、肝源性水肿、营养不良性水肿、黏液性水肿、特发性水肿、药源性水肿、老年性水肿等。根据水肿的程度可分为轻、中、重度水肿，轻度水肿仅见于眼睑、眶下软组织，胫骨前、踝部的皮下组织，指压后可见组织轻度凹陷，体重可增加5%左右；中度水肿：全身疏松组织均有可见性水肿，指压后可出现明显的或较深的组织凹陷，平复缓慢；重度水肿：全身组织严重水肿，身体低垂部皮肤紧张发亮，甚至可有液体渗出，有时可伴有胸腔、腹腔、鞘膜腔积液。

一、诊断思路

（一）病　史

1.发病的原因及诱因

如急性链球菌感染后肾小球肾炎发生水肿，前1~2周可有上呼吸道感染表现；特发性水肿与月经周期有关。

2.首先发生水肿的部位和顺序，是否受体位影响

如心源性水肿和肝源性水肿多从足部开始，肾源性水肿首先从眼睑和颜面开始，内分泌性水肿从眼眶或胫前开始，营养不良性水肿多从足部开始逐渐蔓延至全身，经前期紧张综合征多表现眼睑、踝、手部轻度水肿；心源性、肝源性和肾源性受体位影响明显，内分泌性水肿则受体位影响不明显。

3.发病的缓急

肾源性水肿发病较快，心源性、肝源性、营养不良性及内分泌性发病较缓慢，血管神经性水肿发病常突然发生。

4.水肿是否可凹陷、是否对称

除内分泌性水肿外，其他类型水肿均为可凹性水肿；心源性、肝源性、肾源性及内分泌源性水肿双侧对称，当双侧不对称时需考虑静脉回流、淋巴回流、变态反应及局部感染等局限性水肿。

5.水肿的伴随症状

①伴呼吸困难、发绀多为心源性水肿。②伴肝脏肿大多为心源性、肝源性水肿。③伴黄疸、脾肿大、肝大、蜘蛛痣、腹壁静脉曲张等多为肝源性水肿。④伴少尿、血尿、夜尿增多、蛋白尿多为肾源性水肿。⑤局部水肿伴局部红肿、发热或压痛提示局部感染。⑥局部有静脉曲张提示回流障碍引起的局限性水肿。⑦伴有皮疹、脱发、光过敏、口腔溃疡、关节疼痛、局部皮肤变硬及口干、眼干症状时提示系统性红斑狼疮、干燥综合征等结缔组织疾病所致水肿。⑧伴怕冷、多汗、心悸、食欲下降、体重下降、便秘、腹泻等症状，提示甲状腺功能亢进或减低等内分泌疾病导致的水肿。⑨伴厌食、消瘦、皮脂减少、体重下降多提示营养不良性水肿。

6.诊疗经过

①患病以来是否有诊疗经过，有无血、尿、大便常规，生化，胸片，心电图，超声心动图，腹部超声，甲状腺功能等相关检查。②病程中有无药物治疗，是否有效。

7.一般情况

包括精神、饮食、睡眠、大便、小便、体重等变化。

8.既往史及其他病史

①既往有无肝炎、肝硬化、慢性肺病、心脏疾病、消化系统疾病、结缔组织疾病、内分泌疾病病史，有无传染病接触史；食物、药物过敏史；外伤史、手术史及输血史；有无钙离子拮抗剂、甘草制剂、雌激素等用药史。②有无长期疫区、疫水接触史，有无烟酒嗜好、性病及冶游史。③有无相关疾病家族史。

（二）体格检查

1.生命体征

包括体温、脉搏、呼吸、血压、SpO_2。

2.水肿的部位

局部性水肿还是全身性水肿；是否可凹、是否对称；是否伴随胸腔积液及腹腔积液。

3.全身体检

局部皮肤是否增厚、变硬、红肿、发热或压痛；局部是否有静脉曲张；是否有黄疸、肝脾肿大、蜘蛛痣、腹壁静脉曲张等；是否有皮疹、脱发、光过敏、口腔溃疡、关节疼痛；颈静脉充盈程度，下肢水肿是否对称等。

（三）辅助检查

1.血、尿、大便常规

如血红细胞计数和血红蛋白含量明显减少者即为贫血，应考虑此水肿可能与慢性肾脏病有关；有全身性水肿时应检查尿内是否有蛋白、红细胞及管型等，如无蛋白尿很可能水肿不是由心脏或肾脏病引起，心力衰竭患者常有轻度或中度蛋白尿，而持久性重度蛋白尿为肾病综合征的特征；持久性蛋白尿，尿中红细胞与管型增多，伴有肾功能明显减退者常提示水肿为肾脏病所致；心力衰竭患者虽亦可有上述表现，但尿检查和肾功能的改变在程度上一般都比较轻。

2.生化全套（包括肝肾功能、血白蛋白、血脂及心肌酶、肝炎四型）

肾源性水肿可出现大量蛋白尿、低蛋白血症、低钠、高脂血症；肝炎可导致肝源性水肿。

3.胸片、心电图、超声心动图、腹部超声

可明确是否存在胸腔、心包、腹腔积液，心脏是否扩大，肝脏、脾脏是否肿大等。

4. 甲状腺功能

可鉴别甲状腺功能亢进或减退导致内分泌性水肿。

5. 自身抗体谱

可鉴别系统性红斑狼疮、干燥综合征等结缔组织疾病所致水肿。

6. 脑钠肽（BNP）

对于鉴别和诊断心衰有着重要的意义。

7. 血管超声

可明确是否存在血栓等回流障碍因素导致水肿。

二、鉴别诊断

1. 全身性水肿

（1）心脏疾病：风湿病、高血压病、梅毒等各种病因及瓣膜、心肌等各种病变引起的充血性心力衰竭、缩窄性心包炎等。

（2）肾脏疾病：急性肾小球肾炎、慢性肾小球肾炎、肾病综合征、肾盂肾炎肾衰竭期、肾动脉硬化症、肾小管病变等。

（3）肝脏性疾病：肝硬化、肝坏死、肝癌、急性肝炎等。

（4）营养性因素：①原发性食物摄入不足，见于战争或其他原因（如严重灾荒）所致的饥饿。②继发性营养不良性水肿见于多种病理情况，如继发性摄食不足（神经性厌食、严重疾病时的食欲缺乏、胃肠疾患、妊娠呕吐、口腔疾患等）；消化吸收障碍（消化液不足，肠道蠕动亢进等）；排泄或丢失过多（大面积烧伤和渗出、急性或慢性失血等）以及蛋白质合成功能受损、严重弥漫性肝疾患等。

（5）妊娠因素：妊娠后半期，妊娠期高血压疾病等。

（6）内分泌疾病：抗利尿激素分泌异常综合征，肾上腺皮质功能亢进（库欣综合征、醛固酮分泌增多症），甲状腺功能低下（垂体前叶功能减退症、下丘脑促甲状腺素释放激素分泌不足），甲状腺功能亢进等。

（7）特发性因素：该型水肿为一种原因未明或原因尚未确定的（原因可能一种以上）综合征，多见于妇女，往往与月经的周期性有关。

（8）结缔组织病所致水肿：常见于红斑狼疮、硬皮病及皮肌炎等。

2. 局部性水肿

（1）淋巴性：原发性淋巴性水肿，如先天性淋巴性水肿、早发性淋巴性水肿；继发性淋巴性水肿，如肿瘤、感染、外科手术、丝虫病的象皮腿、流行性腮腺炎所致胸前水肿等。

（2）静脉阻塞性：肿瘤压迫或肿瘤转移、局部炎症、静脉血栓形成、血栓性静脉炎、下肢静脉曲张等。可分为慢性静脉功能不全、上腔静脉阻塞综合征、下腔静脉阻塞综合征以及其他静脉阻塞。

（3）炎症性：为最常见的局部水肿。见于丹毒、疖肿、蜂窝组织炎等所致的局部水肿等。

（4）变态反应性：荨麻疹、血清病以及食物、药物等的过敏反应等。

（5）血管神经性：属变态反应或神经源性，可因昆虫、机械刺激、温热环境或感情激动而诱发，部分病例与遗传有关。

三、治疗要点

（一）对症治疗

1. 氧疗：水肿伴呼吸困难、低氧血症患者予氧疗，可用鼻导管（最大FiO_2约 40%）、普通面罩（可达50%）和储氧面罩（可达90%），使$PaO_2 > 60mmHg$，或$SpO_2 > 92\%$。

2. 保持呼吸道通畅：喉头水肿时尽快使用肾上腺素皮下注射或糖皮质激素减轻喉头水肿，必要时快速建立人工气道（气管插管、环甲膜穿刺、气管切开等）等。

（二）病因治疗

由于引起水肿的原因非常多，每一种病因所引起的水肿治疗各不相同，无法有统一的治疗方法。但根本原则都是：根据病因情况对症治疗。心源性水肿，应该治疗心衰（利尿、扩血管、强心等），心衰控制好后，水肿自然消退；肝源性水肿，若为乙肝引起肝硬化导致，则大部分是低蛋白血症的水肿，这时候需要抗肝硬化治疗，如乙肝抗病毒治疗、护肝、营养支持、治疗腹水等；肾源性水肿原因也较多，主要还是对症治疗，若为肾病，则可用糖皮质激素、免疫抑制剂等治疗，肾病被控制后，水肿自然消退；营养性水肿则加强营养支持治疗，纠正低蛋白血症；内分泌疾病所致水肿纠正内分泌激素水平；结缔组织性水肿可予糖皮质激素、免疫抑制剂等治疗；炎症性局部水肿可局部外用抗生素或口服抗生素抗感染治疗；变态反应性水肿可予肾上腺素皮下注射、糖皮质激素等治疗。

（三）支持治疗

据病情予营养支持治疗，无法开展肠内营养患者可予静脉营养支持治疗，纠正酸碱平衡失调及电解质紊乱，同时加强心、脑、肾等重要器官功能的支持，维持生命体征稳定。

四、中医中药

水肿是体内水液潴留，泛溢肌肤，以头面、眼睑、四肢、腹背，甚至全身浮肿为特征表现的一类病症，严重的还可能伴有胸水、腹水等。水肿病位在肺、脾、肾，而关键在肾。

多为风邪袭表、疮毒内犯、外感水湿、饮食不节及禀赋不足、久病劳倦导致肺失通调、脾失转输、肾失开阖、三焦气化不利的表现。

（一）治疗原则

水肿的治疗，《黄帝内经》中有系列论述，其中以"开鬼门、洁净府、去菀陈莝"为精髓，医圣张仲景沿《内经》之理，在其《金匮要略》水气病篇，提出了"诸有水者，腰以下肿者，当利小便；腰以上肿者，当发汗乃愈"，对后世医家有深远的影响，如《证治汇补》所说："治水之法，行其所无事，随表里寒热上下，因其势而利导之，故宜汗、宜下、宜渗、宜清、宜燥、宜温，六者之中，变化莫拘。"目前水肿的治疗原则，从阴阳而治，一般可分为：发汗、渗利、攻逐、实脾、温肾、通络。

（二）分证论治

1. 阳水

（1）风水相搏

主证：眼睑浮肿，继则四肢及全身皆肿，来势迅速。可兼恶寒，发热，肢节酸楚，小便不利等证。偏于风热者，伴咽喉红肿疼痛；舌质红，脉浮滑数。偏于风寒者，兼恶寒，咳喘；舌苔薄白，脉浮滑或浮紧。

治法：疏风清热，宣肺行水。

处方：越婢加术汤加减。

组成：麻黄、生石膏、白术、生姜、大枣、甘草等。

（2）湿毒浸淫

主证：眼睑浮肿，延及全身，皮肤光亮，尿少色赤，身发疮痍，甚则溃烂，恶风发热；舌质红，苔薄黄，脉浮数或滑数。

治法：宣肺解毒，利湿消肿。

处方：麻黄连翘赤小豆汤合五味消毒饮加减。

组成：麻黄、杏仁、连翘、赤小豆、野菊花、蒲公英、紫花地丁、银花、生薏仁米、泽泻等。

（3）水湿浸渍

主证：全身水肿，下肢明显，按之没指，小便短少，身体困重，胸闷，纳呆，泛恶，起病缓慢，病程较长；苔白腻，脉沉缓。

治法：运脾化湿，通阳利水。

处方：五皮饮合胃苓汤。

组成：桑白皮、陈皮、大腹皮、茯苓皮、生白术、苍术、川朴、猪苓、肉桂、泽泻等。

（4）湿热壅盛

主证：遍体浮肿，皮肤绷紧光亮，胸脘痞闷，烦热口渴，小便短赤，大便干结；舌红，苔黄腻，脉沉数或濡数。

治法：分利湿热。

处方：疏凿饮子。

组成：槟榔、大腹皮、茯苓皮、椒目、赤小豆、秦艽、羌活、泽泻、商陆、木通、生姜等。

2. 阴水

（1）脾阳虚衰

主证：身肿日久，腰以下为甚，按之凹陷不易恢复，脘腹胀闷，纳减便溏，面色不华，神疲乏力，四肢倦怠，小便短少；舌质淡，苔白腻或白滑，脉沉缓或沉弱。

治法：健脾温阳利水。

处方：实脾饮。

组成：附子、干姜、白术、茯苓、木瓜、厚朴、木香、槟榔、草蔻仁、生姜、大枣、炙甘草等。

（2）肾阳衰微

主证：水肿反复消长不已，面浮身肿，腰以下甚，按之凹陷不起，尿量减少或反多，腰酸冷痛，四肢厥冷，怯寒神疲，面色苍白，心悸胸闷，喘促难卧，腹大胀满；舌质淡胖，苔白，脉沉细或沉迟无力。

治法：温肾助阳，化气行水。

处方：真武汤。

组成：附子、白术、茯苓、芍药、生姜等。

（3）瘀水互结

主证：水肿延久不退，肿势轻重不一，四肢或全身浮肿，以下肢为主，或有皮肤瘀斑，腰部刺痛，或伴血尿；舌紫暗，苔白，脉沉细涩。

治法：活血祛瘀，化气行水。

处方：桃红四物汤合血府逐瘀汤。

组成：当归、赤芍、川芎、桃仁、红花、丹参、生黄芪、益母草、牛膝、马鞭草、泽兰叶、车前子等。

（4）脾虚湿困

主证：全身浮肿，尤以下肢为甚，按之凹陷，有时晨起而浮肿甚，纳少便溏，倦怠乏力，腰背酸痛，胫膝酸软，动气短，尿有余沥；舌质淡红，舌边常有齿痕，苔薄白，脉象细弱。

治法：健脾补气，利水消肿。

处方：防己黄芪汤合参苓白术散加减。

组成：黄芪、防风、白术、党参、茯苓、山药、杜仲、川断、莲子肉、车前子等。

（5）气滞水停

主证：肢体或全身水肿，胁肋满痛，嗳气则停，纳食减少，面色、爪甲㿠白无华，小便短少，舌淡苔白或白滑，脉弦。

治法：行气利水。

处方：柴胡疏肝散合胃苓汤加减。

组成：柴胡、白芍、枳壳、川芎、制香附、紫苏梗、茯苓、白术、泽泻等。

（6）气阴两虚

主证：浮肿日久，气短乏力，纳少腹胀，手足心热，口感咽燥，头目眩晕，舌红少苔，脉象细数。

治法：益气养阴利水。

处方：防己黄芪汤合六味地黄丸加减。

组成：黄芪、防己、茯苓、太子参、淮山药、生熟地、枸杞子、山萸肉、川断肉、二至丸等。

第五节　发　绀

发绀（cyanosis）是指血液中去氧血红蛋白增多使皮肤和黏膜呈青紫色改变的一种表现，也可称为紫绀。广义的发绀还包括少数由于异常血红蛋白衍化物（高铁血红蛋白、硫化血红蛋白）所致的皮肤黏膜青紫现象。这种改变常发生在皮肤较薄、色素较少和毛细血管丰富的部位，如口唇、鼻尖、颊部与甲床等处较为明显。多见于严重心肺疾病和各种原因引起的休克、中毒，以及高铁血红蛋白血症。

一、诊断思路

（一）病　史

1.发病的原因及诱因

有无呼吸系统病史、循环系统疾病史、胸部外伤史和有无药物、毒物、化学物品、变质蔬菜摄入史等，女性询问发绀与经期关系。

2. 发病的年龄

婴幼儿发绀多见于先天性心脏病；老年患者发绀多见于心肺慢性基础疾病。

3. 发病的缓急

若急性发病又无心肺疾病的发绀，则与摄入相关药物、化学物品、变质蔬菜等有关。慢性进行性加重的发绀常见于心肺基础疾病。

4. 发绀的特点及严重程度

注意发绀的部位与范围、青紫的程度，是全身性还是局部性；发绀部位皮肤的温度，经按摩或加温后发绀能否消退；发绀是否伴有呼吸困难。全身性发绀见于心肺疾病及异常血红蛋白血症；而心肺疾病发绀严重者常伴呼吸困难，异常血红蛋白血症者却一般无呼吸困难。红细胞增多者发绀明显，而休克和贫血者发绀不明显。

5. 相关病史

有无心肺疾患及其他与发绀有关的疾病病史；是否出生及幼年时期就发生紫绀；有无家族史；有无相关药物、化学物品、变质蔬菜摄入史，在持久便秘情况下过食蛋类或硫化物病史等。

6. 伴随症状

①急性发绀伴意识障碍见于某些药物或化学物质急性中毒、休克、急性肺部感染、急性肺水肿、急性心力衰竭等。②发绀伴杵状指（趾），多提示病程较长，常见于发绀型先天性心脏病、某些慢性肺部疾病。③发绀伴呼吸困难，常见于重症心、肺疾病所致呼吸衰竭，如重症肺炎、支气管哮喘、慢性阻塞性肺疾病（COPD）、肺心病、肺栓塞、急性呼吸道梗阻、大量气胸、大量胸腔积液及各种心脏病、胸部外伤史等。

（二）体格检查

1. 意识状态及生命体征

包括体温、脉搏、呼吸、血压、SpO_2。

2. 口唇、结膜、口腔黏膜、鼻尖、面颊、耳垂、指甲床有无发绀

在皮肤较薄、色素较少和毛细血管丰富的部位最明显。

3. 有无杵状指（趾）

显著杵状指（趾）主要见于发绀型先心病、肺动静脉瘘及肺动脉硬化。轻度杵状指（趾）常见于慢性肺部疾病者，无杵状指（趾）者见于后天性心脏病、变性血红蛋白或硫化血红蛋白血症及原发性红细胞增多症。

4. 肺部有无异常呼吸音

有无急慢性肺部疾病表现，如喉梗阻、支气管哮喘、肺炎、肺梗死、肺气肿、肺动静脉瘘。

5. 有无心脏杂音

有无先天性及获得性心脏病表现，如法洛四联症、艾森门格综合征、风湿性心脏病、慢性缩窄性心包炎等。有无周围循环衰竭表现，如休克等。

6. 有无四肢末端循环障碍表现

应除外血栓闭塞性脉管炎、雷诺病、循环衰竭。

7. 其他

有无变性血红蛋白血症、硫化血红蛋白血症、原发性红细胞增多症等表现。

（三）辅助检查

1. 影像学检查

（1）肺部 CT 检查、X 线检查：对因心肺疾患引起的发绀均有明显的心肺征象；可发现的气胸、肺水肿、肺实变、胸腔积液、肺部感染等。

（2）支气管造影诊断：如支气管和肺部肿瘤、气道异物梗阻、肺脓肿、肺部外伤以及肺不张等。

（3）对慢性肺疾病如慢性阻塞性肺疾病（COPD）、支气管哮喘等应做肺功能测定以明确肺功能损害的性质和程度。

2. 血常规

血常规检查在感染时有白细胞计数增高、中性粒细胞增高；明确是否存在贫血及红细胞增多。

3. 动脉血气分析

有助于明确动脉血氧情况及呼吸衰竭的诊断，中心性发绀时动脉血氧饱和度下降，周围性发绀动脉血氧饱和度正常。

4. 异常血红蛋白衍生物检测

有助于鉴别诊断高铁血红蛋白、硫化血红蛋白所致发绀。

5. 心脏病患者检查

可做心电图、超声心动图、脑钠肽（BNP）、心导管术及心血管造影等检查等。

6. 纤维支气管镜检查

用于支气管肿瘤、狭窄、异物的诊断和治疗，肺穿刺活检对肺纤维化、肿瘤等意义重大。

7. 其他

肝肾功能、心脏标志物、心肌酶、D- 二聚体、毒物检测等。

二、鉴别诊断

1. 血液中去氧血红蛋白增多

（1）中心性发绀：由心肺疾病引起缺氧SaO_2降低所致。其特点为呈全身性，皮肤温暖。除四肢及面颊外，还可见于黏膜及躯干的皮肤。此型又可分为：①肺性发绀，可见于各种严重呼吸系统疾病，包括呼吸道阻塞、肺部疾病和肺血管疾病等引起的呼吸衰竭，通气或换气功能不全，由肺氧合不足，体循环中去氧血红蛋白增多所致。临床常见于慢性阻塞性肺病合并呼吸衰竭，可见口唇、舌质、甲床，严重时颜面、四肢皮肤发绀，血气分析可发现低氧血症，多伴有二氧化碳潴留。②心性混合性发绀，多见于发绀型先天性心脏病，心与大血管存在异常通道，部分静脉血未经氧合而经异常通道进入体循环，分流量超过1/3即可见发绀。

（2）周围性发绀：因周围循环血流障碍所致。其特点为多见于肢体末梢与下垂部位，肢端、耳垂和鼻尖，局部皮肤发凉，按摩或加温后发绀消退。而中心性发绀按摩或加温后青紫也不会消失。此型又分为：①瘀血性发绀，多见于右心功能不全、缩窄性心包炎、血栓性静脉炎和下肢静脉曲张等。②缺血性发绀，常见于严重休克，是由周围组织灌流不足所致。此外可见于局部血循环障碍，如血栓闭塞性脉管炎、雷诺病、肢端发绀症、冷球蛋白血症、网状青斑、严重受寒、真性红细胞增多症等。

（3）混合性发绀：中心性发绀和周围性发绀并存，多见于心力衰竭（左侧心力衰竭、右侧心力衰竭和全心衰竭）。

表1-1 中心性发绀与周围性发绀的区别

区别	中心性发绀	周围性发绀
发绀部位	全身性	肢体末梢与下垂部位
皮肤温度	温暖	发凉或冷
按摩或加温	无变化	消退
杵状指	常有	少见
红细胞数	升高	正常
动脉血氧饱和度	下降	正常

2. 血液中有异常血红蛋白

（1）高铁血红蛋白血症：①先天性高铁血红蛋白血症，为常染色体共显性遗传，自幼发绀，有家族史，无心肺疾病等，身体状况较好。②药物或化学物质中毒性，多有药物（伯氨喹、亚硝酸盐、磺胺类、硝基苯、苯胺等）接触史。其特点是起病急、病情重、氧疗无效，严重时出现昏迷、抽搐和呼吸衰竭，亚甲蓝 1~2mg/kg 体重静脉注射可好转。由于大量进食含有亚硝酸盐的变质蔬菜，而引起的中毒性高铁血红蛋白血症，也可出现发绀，称为"肠源性青紫症"。③特发性阵发性高铁血红蛋白血症，见于女性，发绀与月经周期有关，机制不明。

（2）硫化血红蛋白血症：患者有便秘病史，同时服用了硫化物，在肠内形成大量硫化氢，导致硫化血红蛋白血症，发绀的特点是持续时间长，几个月或更长，患者血液为蓝褐色，分光镜检查可确定硫化血红蛋白存在。

三、治疗要点

（一）对症治疗

1.氧疗

心肺疾患等引起的缺氧发绀，即使有二氧化碳潴留也应予低流量吸氧，可用鼻导管（最大 FiO_2 约 40%）、普通面罩（最大 FiO_2 可达 50%）和储氧面罩（最大 FiO_2 可达 90%），使 $PaO_2>60mmHg$，或 $SpO_2>92\%$。

2.保持呼吸道通畅

（1）气道梗阻时注意有否三凹征和喉鸣，要尽可能解除梗阻（吸痰等）。

（2）开放气道，必要时快速建立人工气道。

（3）清除气道内分泌物及异物。

（4）如存在支气管痉挛，静脉给予支气管扩张药物，如：β_2 肾上腺素受体激动剂、糖皮质激素、茶碱类药物等。

3.一般治疗

保暖、肢端按摩等。

（二）病因治疗

1.各种原因引起的发绀，处理方法各不相同

（1）呼吸系统疾病：存在气道痉挛的患者予以扩张支气管药物雾化及激素治疗；气道异物梗阻患者清除气道异物；气胸患者可进行胸腔闭式引流；胸腔积液患者可进行胸腔穿刺引流胸腔积液。

（2）循环系统疾病：补液扩容纠正休克，必要时予强心治疗；有先天性心脏病、心与大血管存在异常通道者尽早手术治疗。

（3）发绀仅限于四肢末端、耳轮、鼻尖等体温较低部位的周围性发绀，可予保暖或肢端按摩，改善局部循环，应避免应用缩血管药物。

（4）中毒所致高铁血红蛋白血症可予亚甲蓝或大剂量维生素 C 治疗。

（5）硫化血红蛋白血症：①避免诱发因素，注意避免接触和禁用导致发病的药物。②尚无有效的药物治疗，硫化血红蛋白形成不可逆转为正常血红蛋白，直至被清除，常需几个月后当含有硫化血红蛋白的红细胞被破坏后硫化血红蛋白血症才能消失，亚甲蓝、维生素C、泻药对本病均无效。③严重时可考虑静脉放血，或换血疗法。④病因为便秘者，注意用缓泻剂导泻，但不宜用硫酸镁治疗。

（三）支持治疗

纠正酸碱平衡失调及电解质紊乱，同时加强心、脑、肾等重要器官功能的支持。

四、中医中药

中医学中没有"发绀、紫绀"的诊断名词，根据发绀的临床表现，中医常在"四诊"中的"望诊"有相关描述，比如望面色中的"青色"，以面色、口唇青紫为主要表现，如望唇色中的"唇色青紫"、望四肢中的"爪甲紫暗"。在疾病中，发绀症状常见于中医"肺胀""胸痹""厥证"病中。

在病因方面，中医认为发绀的病因主要为寒证、气滞、血瘀、疼痛、惊风及正虚，病机是由于寒邪凝滞，或气滞血瘀，或因疼痛剧烈，或因筋脉拘急，或因热盛动风，致脉络阻滞；或因阳虚、气虚，无力鼓动血脉循环，血行不畅，故见发绀。病位涉及心、肺、肝、肾；病性以邪实为主，主要是寒邪、气滞、瘀血，也有正虚导致，主要是阳虚以及气虚，阳虚以心阳不足为主，气虚以肺气亏虚为主。

（一）治疗原则

根据中医对发绀的病因病机的认识，针对不同病因，治疗分别采取温中散寒、理气活血、活血化瘀、散寒止痛、祛风定惊、补助阳气、补益肺气等治法。对于邪实为主的患者，以祛邪为主；对于正虚的患者，注重补助心阳，补益肺气。对于"肺胀""胸痹"及"厥证"中出现的发绀症状，根据该三种疾病的辨证分型进行论治。现将常见导致发绀的证型阐述如下。

（二）分证论治

1.寒邪内阻证

主证：面色淡青或青黑，腹痛拘急，痛势急暴，遇寒痛甚，得温痛减，口淡不渴，形寒肢冷，小便清长，大便清稀或秘结；舌质淡，苔白腻，脉沉紧。

治法：温中散寒，理气止痛。

处方：良附丸合正气天香散。

组成：高良姜、香附、乌药、香附、陈皮、紫苏、干姜。服药后腹痛仍不缓解者加乌药、细辛、荜茇；伴恶心、呕吐者，加陈皮、砂仁；兼风寒感冒者，加紫苏、防风、荆芥穗。

2. 气滞血瘀证

主证：唇甲青紫，疼痛时作，痛如针刺，可伴有心悸、胸闷、口渴而不欲饮；舌质紫暗或有瘀斑，脉涩或结或代。

治法：活血化瘀，理气通络。

处方：四逆散合桃仁红花煎。

组成：柴胡、枳壳、丹参、赤芍、桃仁、红花、香附、延胡索、青皮、当归、川芎、生地黄、乳香组成。络脉痹阻，胸部窒闷，加沉香、檀香、降香；夹痰浊，胸满闷痛，苔浊腻，加瓜蒌、薤白、半夏、陈皮；胸痛甚，加乳香、没药、五灵脂、蒲黄、三七粉等。

3. 痰瘀阻肺证

主证：唇甲紫暗，面色灰白而暗；咳嗽痰多，色白或呈泡沫，喉间痰鸣，喘息不能平卧，胸部膨满，憋闷如塞；舌质暗或紫，舌下瘀筋增粗，苔腻或浊腻，脉弦滑。

治法：涤痰祛瘀，泻肺平喘。

处方：葶苈大枣泻肺汤合桂枝茯苓丸。

组成：葶苈子、大枣、桂枝、茯苓、丹皮、芍药、桃仁组成。痰多可加三子养亲汤；若腑气不利，大便不畅者，加大黄、厚朴。

4. 心阳不振证

主证：面色青灰，口唇青紫，形寒肢冷，心悸不安，胸闷气短，动则尤甚；舌淡苔白，脉象虚弱或沉细无力。

治法：温补心阳，安神定悸。

处方：桂枝甘草龙骨牡蛎汤合参附汤。

组成：桂枝、炙甘草、煅龙骨、煅牡蛎、人参、炮附子、生姜。形寒肢冷者，重用人参、黄芪、炮附子、肉桂；大汗出者，重用人参、黄芪、煅龙骨、煅牡蛎、山萸肉，或用独参汤。

5. 肺气亏虚证

主证：面色晦暗，口唇、爪甲长期紫暗；呼吸浅短难续，咳声低怯，胸满短气，甚则张口抬肩，倚息不能平卧，咳嗽，痰如白沫，咳吐不利，心慌；舌淡或暗紫，苔白润，脉沉细无力。

治法：补益肺气，降气平喘。

处方：补虚汤合参蛤散。

组成：半夏、干姜、茯苓、甘草、厚朴、五味子、黄芪、陈皮、人参、蛤蚧。如肺虚有寒，怕冷，舌质淡，加桂枝、细辛。

6. 虚证惊风

主证：面色时青时白，惊惕不安，夜卧不宁，甚而惊厥，偶有发热，大便色青；舌淡红，苔薄白，脉数不整。

治法：镇静安神，益气健脾。

处方：远志丸加减。

组成：远志、石菖蒲、茯神、茯苓、龙骨、人参、蝉蜕、琥珀。抽搐频繁者，加止痉息风散；呕吐较重者，加竹茹、半夏；平素易胆虚易惊者，加用镇惊丸。

7. 阳虚寒厥证

主证：面色青暗，口唇暗，四肢厥冷，爪甲青灰；精神萎靡，反应迟钝，大汗淋漓，身冷畏寒，口淡不渴，呼吸急促，尿少或无尿；舌淡苔白，脉微欲绝。

治法：回阳救逆。

处方：四味回阳汤加减。

组成：人参、附子、炮姜、黄精、枸杞子、甘草等。

第六节　头　痛

头痛（headache）是指额、顶、颞及枕部的疼痛。头痛是常见症状，原因很多，除中枢神经疾病可引起外，其他如全身因素、局部症状及精神因素在临床中更为常见。

一、诊断思路

（一）病　史

（1）发病的急缓、疼痛的部位、性质、程度、发病时间、持续时间、诱发、缓解或加重因素。

（2）是否伴有恶心、呕吐、面色苍白、出汗、心悸、视力的改变、听力改变、头晕、失眠等。

（3）必须注意全身其他系统器官受损的病史，尚需了解家族史、用药史、外伤史、手术史、月经及烟酒嗜好等情况。

（二）体格检查

对头痛患者应进行全面、细致的体格与神经系统检查，包括测体温、血压；五官检查，眼底检查应列为常规检查之一；神经系统及精神检查。

1. 测血压

有无高血压。

2. 测眼压

有无青光眼。

3. 测视力

屈光不正查眼底,有无视盘水肿,如有则提示颅内压增高。

4. 头部有无压痛

紧张性头痛、鼻窦炎。

5. 触摸颞动脉有无压痛

颞动脉炎。

6. 头颅有无外伤、瘢痕

颅脑外伤。

7. 颈部有无脑膜刺激征

脑膜炎、蛛网膜下腔出血。

8. 有无神经压痛

枕大神经痛。

(三)辅助检查

(1)血、尿常规、血沉、血糖、肝功、肾功、血气分析、心电图以及内分泌功能检查。

(2)头颅 X 线摄片、鼻窦片、颈椎片、脑电图、脑血流图、脑室或气脑造影、放射性核素脑扫描、CT 或 MRI、腰穿等。腰穿仅能提供颅内炎症、出血等证据,对颅内压增高者有导致脑疝的危险,务必谨慎。

(3)眼、耳、鼻、喉及口腔等专科检查。

二、鉴别诊断

(1)急起的头痛伴发热者,常见于急性感染。

(2)头痛突然发生,伴有呕吐和意识障碍者,提示脑出血或蛛网膜下腔出血。

(3)头痛进行性加剧并有颅内压增高表现者,常见于颅内占位。

(4)慢性头痛以偏头痛及肌肉收缩性头痛多见。

(5)血管运动性头痛多为跳动性。

(6)伴有眩晕者见于小脑疾患或缺血性脑病。

(7)伴有视力障碍者见于某些眼病和脑瘤。

(8)伴癫痫发作者见于脑血管畸形、脑寄生虫囊肿。

(9)伴有失眠、多梦、健忘见于神经官能症;呕吐后头痛明显减轻者是偏头痛的特点。

(10)头痛因咳嗽、排便加重者,常为颅内压增高引起。

（11）后枕部痛多见于高血压、颅后凹肿瘤。眼、耳、鼻疾患所引起的头痛，则常在病变的局部。

（12）由头皮、颅骨疾病引起头痛和五官科疾病引起头痛，局部检查多有阳性发现。

（13）剧烈头痛常由于三叉神经痛、脑膜受刺激所致。中等疼痛多为眼源性、异源性头痛。

（14）神经官能症头痛程度因人而异。

三、治疗要点

（一）偏头痛

1. 发作期治疗

（1）轻—中度：暗处安静休息，消炎镇痛剂。

（2）中—重度：首选麦角衍生物类，如酒石酸二氢麦角胺等。

（3）严重：酒石酸二氢麦角胺等。

2. 预防性治疗

（1）消除或减少偏头痛的诱因。

（2）药物预防：β受体阻滞剂、钙拮抗剂、麦角衍生物；其他药物：曲普坦类药、抗抑郁药、抗惊厥药、非类固醇抗炎药等。

（二）紧张型头痛

1. 对症治疗

失眠：安定类。

2. 焦虑或抑郁症状

阿米替林、氟西汀。

（三）丛集性头痛

发作时可使用麦角制剂。间歇期也可试用上述药物，或用泼尼松 30mg 顿服，连续 3 天后改为 5~20mg，每天或隔日 1 次，3 次后停药。

（四）颈性偏头痛

颈椎牵引，同时服用扩张血管药或活血化瘀中药，并治疗并存的颈胸神经根炎，亦可试用星状神经节封闭。

（五）肌收缩性头痛

按摩、热敷、电兴奋疗法以及服用安定、安宁片等肌肉松弛剂和镇静剂。也可在肌肉压痛点处用 2% 奴佛卡因 1~2mL 封闭。急性颈肌劳损引起者可用醋酸可的松 1mL 封闭。因颈椎增生或损伤引起者应加颈椎牵引，并加用颈托以巩固牵引疗效。

（六）神经炎性头痛

除按神经炎原则治疗外，可在眶上切迹、"风池"穴等处多次用2%奴佛加因0.5~1mL（或加入维生素 $B_1$50mg 或维生素 B_{12}100μg）封闭，或一次用无水酒精0.5mL封闭。口服苯妥英钠或卡马西平也对止痛有效。对颈椎增生引起的枕大神经痛应加用颈椎牵引。

（七）其　他

1. 病因治疗

控制感染、纠正脱水、糖尿病酮症酸中毒。

2. 对症治疗

卧床休息、补液、镇静。

四、中医中药

（一）中医急救治疗

（1）磷酸川芎嗪注射液静脉滴注，每日1次，连续7日为1疗程。对血管性头痛，尤其是偏头痛，疗效较好。

（2）丹参注射液静脉滴注，每日1次，连续7日，可用于瘀血头痛。

（3）血栓通注射液静脉滴注，每日1次，连续7日。对脑血管意外引起的头痛，疗效较佳。

（4）清开灵注射液，静脉滴注，每日1次，7日为1疗程。凡炎症性头痛均可使用。

（二）分证论治

1. 外感头痛

（1）风寒证

主证：头痛起病较急，其痛如破，痛连项背，恶风畏寒，口不渴；苔薄白，脉多浮紧。

治法：疏风散寒。

方药：川芎茶调散。

组成：川芎、羌活、白芷、细辛、薄荷、荆芥、防风等。

（2）风热证

主证：起病急，头呈胀痛，甚则头痛如裂，发热或恶风，口渴欲饮，面红目赤，便秘溲黄；舌红苔黄，脉浮数。

治法：疏风清热。

方药：芎芷石膏汤。

组成：川芎、白芷、菊花、石膏、羌活、藁本等。

（3）风湿证

主证：头痛如裹，肢体困重，胸闷纳呆，小便不利，大便或溏；苔白腻，脉濡。

治法：祛风胜湿。

方药：羌活胜湿汤。

组成：羌活、独活、防风、川芎、藁本、蔓荆子、甘草等。

2. 内伤头痛

（1）肝阳证

主证：头胀痛而眩，心烦易怒，面赤口苦，或兼耳鸣胁痛，夜眠不宁；舌红苔薄黄，脉弦有力。

治法：平肝潜阳。

方药：天麻钩藤饮。

组成：天麻、钩藤、石决明、黄芩、山栀、牛膝、杜仲、桑寄生、夜交藤、茯神等。

（2）肾虚证

主证：头痛而空，每兼眩晕耳鸣，腰膝酸软，遗精，带下，少寐健忘；舌红少苔，脉沉细无力。

治法：滋阴补肾。

方药：大补元煎。

组成：熟地、山茱萸、山药、枸杞子、人参、当归、杜仲、续断、怀牛膝等。

（3）气血虚证

主证：头痛而晕，遇劳加重，面色少华，心悸不宁，自汗，气短，畏风，神疲乏力；舌淡苔薄白，脉沉细而弱。

治法：气血双补。

方药：八珍汤。

组成：人参、白术、白茯苓、当归、川芎、白芍药、熟地黄、甘草等。

（4）痰浊证

主证：头痛昏蒙，胸脘满闷，呕恶痰涎；苔白腻，或舌胖大有齿痕，脉滑或弦滑。

治法：健脾化痰，降逆止痛。

方药：半夏白术天麻汤。

组成：半夏、天麻、茯苓、橘红、白术、甘草。

（5）瘀血证

主证：头痛经久不愈，其痛如刺，入夜尤甚，固定不移，或头部有外伤史；舌紫或有瘀斑、瘀点，苔薄白，脉沉细或细涩。

治法：活血通窍止痛。

方药：通窍活血汤。

组成：赤芍、川芎、桃仁、红枣、红花、老葱、鲜姜、麝香。

（三）其他疗法

1. 药物外敷法

川芎、白附子、葱白，混合捣成糊状，贴太阳穴，1h 左右取下。

2. 体针疗法

选合谷、太阳、头维、风池、委中、太冲等。

3. 梅花针疗法

取太阳、印堂、风池、天柱、攒竹等，一般每穴扣刺 5~8 下。

4. 穴位注射液疗法

2%普鲁卡因2~7mL或维生素B$_{12}$2mL做大椎、风池或痛点注射，每周2次，4次为1疗程。

第七节　眩　晕

眩晕（vertigo）是人体的平衡系统发生障碍，对空间定向的一种运动错觉，临床上常包括前庭系统（亦称真性）眩晕和非前庭系统性（假性）眩晕，前者也称运动性眩晕，后者为一般的头晕或头昏（dizziness）。

一、诊断思路

（一）病　史

1. 详细询问病史

判断是真性眩晕和假性眩晕，若眩晕视物旋转性、有眼球震颤，多为真性眩晕，假性者无此特点。

2. 眩晕的特点

（1）眩晕的性质

前庭系统性或非前庭系统性眩晕的区别是前者有幻动感觉，即旋转感、滚翻或倾倒感，这些感觉在睁眼时表现为外景的运动，闭眼时表现为自身的运动，而后者无。

（2）眩晕的程度

剧烈眩晕多见于前庭周围性，如梅尼埃病、迷路炎、迷路卒中等，程度较轻者则见于前庭中枢性，前者为渐进性或反复发作；而后者则为一种头部不适感（头昏、头重、眼发黑、虚弱、恶心、疲劳和神经质等）。

（3）持续时间

持续数月以上者，多系非前庭系统性眩晕；持续时间很短者多系前庭病变，前庭药物中毒性有时可持续较长时间。

（4）诱因与体位

卧位或头向右倾时诱发者多为位置性眩晕；发生于颈部转动或头后仰者则为颈源性眩晕，发生于坐车船时属晕动病。

（5）伴随症状

是否伴有呕吐、耳聋、耳鸣、听力减退等耳蜗症状；有以上伴随症者多考虑梅尼埃病、迷路炎、听神经瘤等；而前庭中枢性眩晕如椎基底动脉供血不足、脑肿瘤、延髓外侧综合征可伴有他颅神经症状；化脓性迷路炎可有全身感染症状。

3. 是否用过有损第Ⅷ对脑神经的药物

如链霉素、卡那霉素等。

4. 其他

有无心血管病、眼、耳、顶部疾病、颅脑外伤、晕动病及用药史。

（二）体　检

1. 神经系统检查

尤其注意听力（如有听力减退或消失，须确定为神经性或传导性，迷路病变及听神经病变常伴听力丧失）、眼震颤（如有震颤是自发性或诱发性，眼球震颤方向、性质及持续时间。自发性眼震在双眼平视时出现才有意义；细微眼震肉眼不易看出时，可用放大镜或Frenzel镜检查，也可用眼底镜看眼底时较易察觉。伴有眼震者多考虑前庭、迷路、小脑部位的病变）、眼底检查（眼底有无视神经盘水肿，以了解是否为颅内占位性病变）、步态及共济运动检查（有共济失调者多为小脑、脑干的病变）。

2. 耳科检查

包括外耳道、中耳、鼻咽部，如外耳道有无耵聍、鼓膜有无穿孔、有无中耳炎或耳硬化等，听力电测听、瘘管试验等，以除外耳道病变。

3. 前庭功能试验

包括变温试验（微量冰水法或冷热水交替法）、旋转试验、位置试验（置患者头部于一定角度的位置，以了解有无位置性眩晕）、直流电试验、视动性眼球震颤试验、眼跟踪试验，必要时作眼球震颤电图。

4. 其他

应特别注意血压的高低、心律是否规整、有无贫血、感染、中毒等。

（三）辅助检查

（1）怀疑听神经瘤者应摄内耳道平片。

（2）颈源性眩晕可摄颈椎片。

（3）脑电图对眩晕性癫痫的诊断很有帮助。

（4）腰穿脑脊液检查对脑部感染性疾病的确定尤为重要。

（5）考虑颅内占位性病变、脑血管病变等则可选择进行 CT、MRI、椎动脉造影或脑室造影等。

（6）脑干听觉诱发电位测定对后颅窝肿瘤、脑干血管性疾病的诊断均有一定帮助。

（7）必要时还应作有关贫血、低血糖、内分泌紊乱及血脂和肾功能等化验检查。

二、鉴别诊断

（1）内耳疾病引起的眩晕，多为间歇发作，恶心、呕吐、有眼球震颤、面色苍白、出汗、血压降低，并常伴有耳聋、耳鸣。

（2）晕动病者，依据病史很容易诊断。

（3）椎基底动脉供血不足者，常伴有高血压、颈椎病、脑动脉硬化病史。

（4）小脑后下动脉梗死者，有眩晕、第Ⅳ、Ⅶ对脑神经及颈交感神经损害的表现。

（5）小脑肿瘤可有眩晕、步态不稳、肌张力减低。

（6）第Ⅷ对脑神经损害，除眩晕外，还表现为进行性耳聋、共济失调等。

（7）发作性眩晕，伴波动性耳聋、耳鸣，多次发作后，眩晕停止发作，见于梅尼埃病。

（8）伴有心血管、眼、耳、内分泌代谢疾病及贫血者，应首先考虑相应的疾病引起的眩晕。

（9）功能性眩晕如神经官能症、绝经期综合征。

三、治疗要点

（一）发作期的一般治疗

（1）注意防止摔倒、跌伤。

（2）安静休息，择最适体位，避声光刺激。

（3）低盐低脂饮食。

（4）可低流量吸氧。

（5）适量控制水和盐的摄入，以减免内耳迷路和前庭核的水肿。

（二）发作期的对症治疗

1. 抗眩晕

可选服西比灵 5~10mg/ 次，1 次 /d；敏使朗 6mg/ 次、眩晕停 25~50mg/ 次，3 次 /d；也可用安定（10 mg）、非那根（25~50mg）或鲁米那（0.1g）肌内注射等。

2. 止呕

应用上述治疗后一般多能立即入睡数小时，醒后症状多缓解；仍有眩晕、呕吐者，可据病情重复以上药物 1~2 次，需要时可选用吗丁啉 10mg/ 次，3 次 /d、胃复安 10mg 肌注或口服。

3. 其他

合并焦虑和抑郁等症状者行心理治疗；需要时予喜普妙等；进食少、呕吐重者注意水电解质和酸碱平衡，必要时静脉补液。

（三）间歇期的治疗

1. 防止复发

避免激动、精神刺激、暴饮暴食、水盐过量和忌烟酒，增强抗病能力等。

2. 危险因素的管理

防止血压过高和过低；避免头位剧烈变动等。

3. 病因治疗

积极查找病因并积极根治。

四、中医中药

（一）急救措施

1. 脑电生物反馈治疗

选择耳后翳风穴，予电频脉冲刺激，促进患者的血液循环，改善脑供血。

2. 艾灸疗法

择太冲、涌泉、足三里等穴位，用艾条灸，能起到健脾补肾、平肝潜阳的作用，改善患者头晕症状。

（二）分证论治

1. 风阳上扰证

主证：眩晕耳鸣，每因情绪激动、恼怒而诱发。心烦失眠，面红目赤，胸胁胀痛、口苦、咽干；舌质红，脉弦有力。

治法：平肝潜阳，滋养肝肾。

处方：天麻钩藤饮。

组成：天麻、钩藤、石决明、黄芩、栀子、益母草、牛膝、杜仲、桑寄生、茯神、夜交藤等。

2. 痰浊中阻证

主证：眩晕，头重如蒙，视物旋转，胸闷作恶，呕吐痰涎，食少多寐；苔白腻，脉弦滑。

治法：燥湿祛痰，健脾和胃。

处方：半夏白术天麻汤。

组成：半夏、白术、天麻、生姜、大枣、甘草等。

3. 气血亏虚证

主证：头晕目眩，动则加剧，遇劳则发，面色㿠白，爪甲不荣，神疲乏力，心悸少寐，纳差食少，便溏；舌淡苔薄白，脉细弱。

治法：补养气血，健运脾胃。

处方：归脾汤。

组成：黄芪、人参、白术、当归、龙眼肉、茯神、远志、酸枣仁、木香、甘草等。

4. 肝肾阴虚证

主证：眩晕反复发作，视力减退，两目干涩，少寐健忘，心烦口干，耳鸣，神疲乏力，腰酸膝软，遗精；舌红苔薄，脉弦细。

治法：滋养肝肾，养阴填精。

处方：左归丸。

组成：熟地、山萸肉、山药、枸杞子、菟丝子、鹿角霜、牛膝、龟板胶等。

（三）中药注射剂

1. 风阳上扰、痰浊中阻

天麻注射液静脉点滴。

2. 气血亏虚

参麦注射液静脉点滴。

3. 有血瘀者

疏血通、丹红、血栓通、血塞通、红花注射液等静脉点滴。

第八节　抽搐与惊厥

抽搐（twitch）与惊厥（convulsion）是神经科常见的临床症状之一，均属于不随意运动。抽搐是指全身或局部骨骼肌群非自主地抽动或强烈收缩，常可引起关节的运动和强直。当肌群收缩表现为强直性和阵挛性时，称为惊厥。惊厥表现的抽搐一般为全身性、对称性，伴有或不伴有意识丧失。惊厥的概念与癫痫有相同也有不相同点。癫痫大发作与惊厥的概念相同，而癫痫小发作则不应称为惊厥。

一、诊断思路

（一）病　因

抽搐与惊厥的病因可分为特发性与症状性。

1. 特发性病因

常由于先天性脑部不稳定状态所致。

2. 症状性病因

①脑部疾病：感染、外伤、肿瘤、血管疾病、寄生虫病等。②全身性疾病：感染、中毒、心血管疾病、代谢障碍、风湿病等。③神经官能症。

（二）临床表现

由于病因不同，抽搐和惊厥的临床表现形式也不一样。

1. 全身性抽搐

以全身性骨骼肌痉挛为主要表现，多伴有意识丧失。比如癫痫大发作；晕厥发作；癔症性发作；热性惊厥；低钙抽搐；抽动秽语综合征；儿童憋气综合征等。

2. 局限性抽搐

以身体某一局部连续性肌肉收缩为主要表现，大多见于口角、眼睑、手足等。

（三）伴随症状

发热、血压增高、脑膜刺激征、瞳孔扩大与舌咬伤、剧烈头痛、意识丧失。

（四）辅助检查

头颅 CT、MRI；脑电图；功能影像检查（SPECT；PET）；血尿常规；肝肾功能检查；血糖；血钙、血磷；脑脊液检查。

二、鉴别诊断

（一）鉴别是真性抽搐还是假性抽搐

真性抽搐是由颅内疾病、周围神经和脊髓疾病所致的抽搐，假性抽搐为癔病抽搐。通常经详细病史询问，结合体格检查和血液检查不能发现内科代谢疾病或其他器质性疾病，神经系统检查排除颅内疾病，脑电图正常，头颅 CT、MRI 又无异常发现，应考虑假性抽搐。

（二）鉴别是何种类型的抽搐

1. 痫性抽搐与热性惊厥的区别

热性惊厥多发生在婴儿或在 5 岁以内首次发生的发热伴抽搐。6 岁以后抽搐时虽然仍可能伴有发热，但应考虑为痫性抽搐而不能单纯诊断为热性惊厥。

2. 痫性抽搐与脑炎的区别

痫性大发作后患者继发意识丧失、昏迷。一般在一次发作后出现数分钟至数十分钟的意识丧失。然而，有些患者在一次全身强直一阵痉挛抽搐后昏迷数小时至一天时，易被诊断为病毒性脑炎。凡一次抽搐发作后昏迷数小时后清醒，或连续多次抽搐发作，发作间歇期意识不清，并在抽搐终止后持续昏迷数天者，不能随便诊断为脑炎。仅脑脊液检查异常、弥漫性脑电图改变、头颅 CT 或 MRI 异常信号者才能诊断为脑炎。

3. 何种病因所致的抽搐

血糖降低者为低血糖抽搐，要考虑胰岛细胞瘤的可能。血钙降低者考虑甲状腺功能低下或 Fahr 病性低钙性抽搐。肾功能异常、尿毒症者为代谢性抽搐。妊娠晚期伴高血压和尿毒症者考虑子痫。局灶性抽搐常有定位意义，常能根据抽搐部位做出颅内相应部位的定位诊断，经检查确定疾病性质。

4. 年龄特点

对于痫性抽搐者，一般认为，新生儿、婴儿期发生的抽搐常与先天发育或产伤有关；学龄前开始至 20 岁之前首次发生抽搐发作者以原发性多见；10～50 岁首次发生抽搐者以中枢神经系统感染、外伤、肿瘤等因素为多见；50 岁以上者则应先考虑血管性疾病的可能。因此，必须注意抽搐在不同年龄组中有不同的病因。

三、治疗要点

治疗原则：保持呼吸道通畅；基本生命支持；控制抽搐发作；支持治疗。

1. 常用方法

（1）保持呼吸道通畅

抽搐发作时立即将患者平躺，头偏向一侧并略向后仰，松开领带、皮带和腰带等；迅速清除口鼻咽喉分泌物、呕吐物，防止舌后坠；为防牙齿咬伤舌，用纱布或布条包绕压舌板或筷子放于上下牙齿之间。

（2）基本生命支持

抽搐停止后，立即检查患者基本生命体征并开放静脉通道，如无呼吸或脉搏，立即 CPR。

（3）控制抽搐发作

地西泮 5~10mg 缓慢静脉推注（约 2mg/min），必要时 3~5min 可重复一次。频繁抽搐者，在保证呼吸道通畅情况下可使用镇静药物持续静脉滴注：①咪达唑仑：负荷剂量 0.2mg/kg，维持剂量 0.1~2mg/（kg·h）。②异丙酚：负荷剂量 1mg/kg，维持剂量 1~10mg/（kg·h）；麻醉持续至临床或脑电图无发作 12~24h 后可考虑停用。

（4）无禁忌者予 20% 甘露醇减轻脑水肿。

2. 支持治疗

保证供氧，供能，维持水、电解质、酸碱平衡。

四、中医中药

（一）论治原则

抽搐病是由热盛动风、阴亏阳亢动风、肝风内动、痰瘀互结或风邪内袭等原因，导致清窍郁闭或经络阻痹，或经筋失养出现以四肢不自主抽动，甚则颈项强直，角弓反张为特征的一组证候群。对于抽搐发作，首先是急则治标，综合止抽，控制其发作。发作得到控制后，宜缓则治本，杜其风动之源，治疗重点则以清热解毒、祛风豁痰、滋阴熄风为主，以治其本，防止复发。

（二）分证论治

1. 风毒侵袭、壅滞经脉

主证：肌肉瞤动，四肢抽搐，项背强直，甚则角弓反张，牙关紧闭；舌苔白腻，脉弦紧。

治法：祛风解毒止痉。

处方：玉真散。

组成：南星、防风、白芷、天麻、羌活、白附子等。

2. 热盛风动，筋脉拘急

主证：持续高热，四肢抽搐，项背强直，甚则角弓反张。

治法：气热风动则平肝熄风；营热风动则凉肝熄风；血热风动则清肝熄风。

处方：气热风动用白虎汤，营热风动用清营汤，血热风动用羚羊钩藤汤。

组成：白虎汤（生石膏、知母、炙甘草、糯米）；清营汤（犀角、生地、玄参、麦冬、黄连、金银花、连翘、竹叶、丹参）；羚羊钩藤汤（羚羊角、桑叶、贝母、生地、钩藤、菊花、茯神、生杭芍、生甘草、淡竹茹）等。

3. 阴虚阳亢，阴虚风动

主证：肝肾阴虚，肝阳上亢证见头痛、呕吐，继而神昏，抽搐，面红气粗。舌红苔黄，脉弦紧而有力；阴虚风动则手足蠕动，甚则抽搐，口干舌燥，低热，颧红，倦怠乏力，舌红少津，脉虚数。

治法：滋阴潜阳，熄风镇惊。

处方：肝肾阴虚，肝阳上亢，肝风内动，气血上逆者用镇肝熄风汤；肝阳偏亢，风阳上扰者用天麻钩藤饮；阴虚风动者用三甲复脉汤。

组成：镇肝息风汤（怀牛膝、生赭石、生龙骨、生牡蛎、生龟板、生杭芍、玄参、天冬、川楝子、生麦芽、茵陈、甘草）；天麻钩藤饮（天麻、钩藤、生决明、山栀、黄芩、川牛膝、杜仲、益母草、桑寄生、夜交藤、朱茯神）；三甲复脉汤（炙甘草、干地黄、生白芍、麦冬、阿胶、麻仁、生牡蛎、生鳖甲、生龟板）等。

4. 痰瘀阻络，筋脉拘急

主证：久病不愈，时有抽搐，或痰涎多；舌苔厚腻，舌质青紫，脉弦滑或弦涩。

治法：豁痰化瘀，通络止痛。

处方：五虫散。

组成：全虫、蜈蚣、蝉蜕、地龙、地鳖虫、大黄、胆南星、法半夏、全瓜蒌等。

（三）常用中成药

（1）醒脑静注射液，20mL 加入 5%GS 250mL，静脉滴注，每日 1 次或 2 次。

（2）脉络宁注射液，20~40mL，加入 5%GS 250mL 中静脉滴注，每日 1 次。

（3）安宫牛黄丸，每次 1 丸，4h 1 次。

（4）止痉散，每次 1~2g，每日 3~6 次冲服。

（5）局方牛黄至宝丹，每次 1 丸，4h 1 次。

（四）其他中医综合疗法

针灸治疗：选穴少商、十宣、人中，三棱针点刺放血；选合谷、人中、足三里、三阴交、大椎、太冲、涌泉、血海、丰隆、曲池，随证选用 3~4 穴，毫针刺法以泻为主。或毫针针刺耳穴神门，皮质下，或灯火灸攒竹、角孙、曲池、中冲穴。

五、注意事项

（1）怀疑头、颈背部损伤，做好颈椎、脊柱保护。

（2）发作时不可强压肢体，以免造成外伤。

（3）如患者感觉将要抽搐或失去自控能力，协助患者平卧于地上，移开可能撞上的物品、家具等，防止进一步受伤。

（4）注意抽搐后代谢性酸中毒和横纹肌溶解。

第九节　呕　吐

呕吐（vomiting）是以胃失和降，气逆于上，胃内食物经食道、口腔吐出的一种病症，可出现在许多疾病的过程中。临床辨证以虚实为纲，治疗以和胃降逆为原则，但须根据虚实不同情况分别处理。呕吐可以出现于多种疾病之中，如西医学的神经性呕吐、急性胃炎、心源性呕吐、胃黏膜脱垂症、幽门痉挛、幽门梗阻、贲门痉挛、十二指肠壅积症等。其他如肠梗阻、急性胰腺炎、急性胆囊炎、尿毒症、心源性呕吐、颅脑疾病表现以呕吐为症状时，亦可参照本节辨证论治，同时结合辨病处理。

一、诊断思路

（一）症状特点

1. 呕吐的伴随症状

呕吐伴发热者，须考虑急性感染性疾病；呕吐伴有不洁饮食或同食者集体发病者，应考虑食物或药物中毒；呕吐伴胸痛，常见于急性心肌梗死或急性肺梗死等；呕吐伴有腹痛者，常见于腹腔脏器炎症、梗阻和破裂；腹痛于呕吐后暂时缓解者，提示消化性溃疡、急性胃炎及胃肠道梗阻性疾病；呕吐后腹痛不能缓解者，常见于胆道疾患、泌尿系疾患、急性胰腺炎等；呕吐伴头痛，除考虑颅内高压的疾患外，还应考虑偏头痛、鼻炎、青光眼及屈光不正等疾病；呕吐伴眩晕，应考虑前庭、迷路疾病，基底椎动脉供血不足，小脑后下动脉供血不足以及某些药物（氨基甙类抗生素）引起的脑神经损伤。

2. 呕吐的方式和特征

喷射性呕吐多见于颅内炎症、水肿出血、占位性病变、脑膜炎症粘连等所致颅内压增高，通常不伴有恶心。此外，青光眼和第 8 对脑神经病变也可出现喷射性呕吐。呕吐不费力，餐后即发生，呕吐物量少，见于精神性呕吐。

应注意呕吐物的量、性状和气味等。呕吐物量大，且含有腐烂食物提示幽门梗阻伴胃潴留、胃轻瘫及小肠上段梗阻等；呕吐物为咖啡样或血性见于上消化道出血，含有未完全消化的食物则提示食管性呕吐（贲门失弛缓症、食管憩室、食管癌等）和见于神经性呕吐；含有胆汁者，常见于频繁剧烈呕吐、十二指肠乳头以下的十二指肠或小肠梗阻、胆囊炎、胆石症及胃大部切除术后等，有时见于妊娠剧吐、晕动症；呕吐物有酸臭味者，或胃内容物有粪臭味提示小肠低位梗阻、麻痹性肠梗阻、结肠梗阻而回盲瓣关闭不全或胃结肠瘘等。

3. 呕吐和进食的时相关系

进食过程或进食后早期发生呕吐，常见于幽门管溃疡或精神性呕吐；进食后期或数餐后呕吐，见于幽门梗阻、肠梗阻、胃轻瘫或肠系膜上动脉压迫导致十二指肠壅积；晨时呕吐多见于妊娠呕吐，有时亦见于尿毒症、慢性酒精中毒和颅内高压症等。

（二）辅助检查

可用胃镜、上消化道钡餐透视，了解胃黏膜情况，贲门、幽门口关闭情况及十二指肠黏膜的改变。若呕吐不止，伴有腹胀、矢气减少或无大便，应做腹部透视及腹部 B 超，以了解有无肠梗阻。若患者面色萎黄，呕吐不止，伴有尿少，浮肿，应及时检查肾功能，以排除肾衰竭、尿毒症所致呕吐。若患者暴吐，呈喷射状，应做头部 CT 或 MRI 排除颅脑占位性病变，也可以做腹部 B 超，了解胰腺及胆囊的情况，必要时结合化验血常规、尿淀粉酶。若呕吐不止，需要检查电解质，了解有无电解质紊乱。育龄期妇女，应化验小便，查妊娠试验。

二、鉴别诊断

1. 急性感染

急性胃肠炎有许多病因，常见有细菌感染，病毒感染，化学性和物理性刺激，过敏因素和应激因素作用等。

2. 脏器疼痛所致恶心呕吐

属反射性呕吐，如急性肠梗阻、胆管结石、输尿管结石、肠扭转、卵巢囊肿扭转等，急性内脏炎症（阑尾炎，胰腺炎，胆囊炎，憩室炎，腹膜炎，重症克罗恩病及溃疡性结肠炎等）常伴有恶心呕吐，患者多有相应的体征，如腹肌紧张、压痛、反跳痛、肠鸣音变化等，实验室检查可见白细胞升高，有的患者血清淀粉酶升高（胰腺炎）或胆红素升高（胆石症）。

3. 机械性梗阻

（1）幽门梗阻：急性幽门管或十二指肠壶腹溃疡可使幽门充血水肿，括约肌痉挛引起幽门梗阻。

（2）十二指肠压迫或狭窄：引起十二指肠狭窄的病变有十二指肠癌、克罗恩病、肠结核等，引起腔外压迫的疾病有胰头、胰体癌及肠系膜上动脉压迫综合征。

（3）肠梗阻：肠腔的肿瘤、结核及克罗恩病等，或肠外粘连压迫均可引起肠道排空障碍，导致肠梗阻。

（4）内分泌或代谢性疾病：许多内分泌疾病可出现恶心呕吐，如胃轻瘫、结缔组织病性甲亢危象、甲低危象、垂体肾上腺危象、糖尿病酸中毒等，恶心呕吐可是少数甲状腺功能亢进症患者早期的主要症状，低钠血证可以反射性地引起恶心呕吐，另外，恶心呕吐常出现于尿毒症的早期，伴有食欲减退、呃逆、腹泻等消化道症状，根据各种疾病的临床特征及辅助检查，可明确恶心呕吐的病因。

（5）药物性呕吐：药物是引起恶心，呕吐的最常见原因之一，药物和（或）其代谢产物，一方面可通过刺激 CTZ 受体（如多巴胺受体），由此产生冲动并传导至呕吐中枢，引起恶心呕吐，如化疗药物、麻醉药物、洋地黄类药物等；另一方面，可刺激胃肠道，使胃肠道神经兴奋，并发出冲动传入呕吐中枢，引起呕吐中枢兴奋，出现恶心呕吐，如部分化疗药物，非甾体抗炎药及某些抗生素等。

（6）中枢神经系统疾病：脑血管病、颈椎病及各种原因所致的颅内压增高均可引起恶心，呕吐。

（7）妊娠呕吐：恶心呕吐是妊娠期最常见的临床表现之一，50%~90% 的妊娠妇女有恶心，25%~55% 的孕妇出现呕吐，恶心呕吐常发生于妊娠的早期，于妊娠 15 周后消失。

（8）精神性呕吐：精神性呕吐常见于年轻女性，有较明显的精神心理障碍，包括神经性呕吐、神经性厌食和神经性多食。

（9）内耳前庭疾病：内耳前庭疾病所致恶心呕吐的特点是呕吐突然发作，较剧烈，有时呈喷射状，多伴眩晕、头痛、耳鸣、听力下降等，常见疾病有晕动症，迷路炎和梅尼埃病等。

三、治疗要点

（一）病因治疗
积极查明原因，对症治疗。

（二）一般治疗
1. 急性呕吐者

禁食、补液。

2. 肠胃减压

对肠梗阻、急性胰腺炎、胃肠穿孔等的患者行胃肠减压。

3. 慢性呕吐者

根据营养状态及是否可以经口进食，选择肠内或肠外营养支持。

4.酌情给予作用于呕吐中枢的止吐剂

考虑胃肠动力相关者，可选择作用于外周平滑肌的促动力药。

（三）对症治疗

1.一线药物

异丙嗪、甲氧氯普胺。

2.二线药物

格雷司琼、昂丹司琼（通常仅用于化疗、术后恶心呕吐或抗胆碱能药物过量）。

（四）预防并发症

（1）呕吐易发生误吸者：应抬高床头、头侧位；对于意识障碍、不能保护气道的患者，考虑气管插管。

（2）剧烈呕吐可能导致贲门黏膜撕裂，警惕消化道出血。

（3）严重呕吐常伴有低钾、低镁，容量不足和代谢性碱中毒，需要及时补液治疗。

四、中医中药

祖国医学认为胃主受纳和腐熟水谷，主降，以下行为顺，若邪气犯胃，或胃虚失和，气逆而上，则发生呕吐。《圣济总论·呕吐》曰："呕吐者，胃气上逆而不下也。"

（一）治疗原则

呕吐以和胃降逆为治疗原则。偏于邪实者，治宜祛邪为主，分别采用解表、消食、化痰、解郁等法。偏于正虚者，治宜扶正为主，分别采用健运脾胃、益气养阴等法。虚实兼夹者，当审其标本缓急之主次而治之。

（二）分证论治

1.实证

（1）外邪犯胃证

主证：突然呕吐，胸脘满闷，发热恶寒，头身疼痛；舌苔白腻，脉濡缓。

治法：疏邪解表，化浊和中。

处方：藿香正气散加减。

组成：藿香、紫苏、白芷、大腹皮、厚朴、半夏、陈皮、白术、茯苓、甘草、桔梗、生姜、大枣等。

（2）食滞内停证

主证：呕吐酸腐，脘腹胀满，嗳气厌食，大便或溏或结；舌苔厚腻，脉滑实。

治法：消食化滞，和胃降逆。

处方：保和丸加减。

组成：山楂、神曲、莱菔子、陈皮、半夏、茯苓、连翘等。

（3）痰饮内阻证

主证：呕吐清水痰涎，脘闷不食，头眩心悸；舌苔白腻，脉滑。

治法：温中化饮，和胃降逆。

处方：小半夏汤合苓桂术甘汤加减。

组成：半夏、生姜、茯苓、白术、甘草、桂枝等。

（4）肝气犯胃证

主证：呕吐吞酸，嗳气频繁，胸胁胀痛；舌质红，苔薄腻，脉弦。

治法：疏肝理气，和胃降逆。

处方：四七汤加减。

组成：苏叶、厚朴、半夏、生姜、茯苓、大枣等。

2. 虚证

（1）脾胃气虚证

主证：食欲不振，食入难化，恶心呕吐，脘部痞闷，大便不畅；舌苔白滑，脉象虚弦。

治法：健脾益气，和胃降逆。

处方：香砂六君子汤加减。

组成：党参、茯苓、白术、甘草、半夏、陈皮、木香、砂仁等。

（2）脾胃阳虚证

主证：饮食稍多即吐，时作时止，面白，倦怠乏力，喜暖恶寒，四肢不温，口干而不欲饮，大便溏薄；舌质淡，脉濡弱。

治法：温中健脾，和胃降逆。

处方：理中汤加减。

组成：人参、白术、干姜、甘草等。

（3）胃阴不足证

主证：呕吐反复发作，或时作干呕，似饥而不欲食，口燥咽干；舌红少津，脉象细数。

治法：滋养胃阴，降逆止呕。

处方：麦门冬汤加减。

组成：人参、麦冬、粳米、甘草、半夏、大枣等。

（三）针　灸

主穴：内关、足三里、中脘。

配穴：寒邪客胃者加上脘、胃俞；热邪内蕴者加合谷；痰饮内阻者加膻中、丰隆；肝气犯胃者加阳陵泉、太冲；脾胃虚弱者加脾俞、胃俞；腹胀者加天枢；肠鸣者加脾俞、大肠俞；泛酸欲呕者加公孙；食滞者加梁门、天枢。

操作：毫针刺，平补平泻法。配穴按补虚泻实操作；虚寒者，加艾灸，呕吐发作时，可在内关穴行强刺激并持续运针 1~3min。

第十节　晕　厥

晕厥（syncope）亦称昏厥，是指大脑一过性广泛供血不足或缺氧所致的短暂意识丧失状态。发作时，患者因肌力消失不能保持正常姿势而倒地，一般为突然发作，自主恢复，少有后遗症。

一、诊断思路

（一）病　因

晕厥病因大致分四类。

1. 血管舒缩障碍

单纯性晕厥、体位性低血压、颈动脉窦综合征、排尿性晕厥、咳嗽性晕厥及疼痛性晕厥。

2. 心源性晕厥

见于严重心律失常、心脏排血受阻及心肌缺血性疾病等。

3. 神经源性晕厥

见于脑动脉粥样硬化、短暂脑缺血发作、偏头痛、无脉症、慢性铅中毒性脑病。

4. 血液成分异常

低血糖状态、换气过度综合征、重症贫血及高原晕厥。

（二）临床表现

典型发作可分为三期：

1. 晕厥前期

自主神经症状明显，出现苍白、恶心、出汗、头晕、黑蒙、耳鸣等症状，通常不到10s。

2. 晕厥期

意识及肌张力丧失，可倒地，大多血压下降，通常仅数秒，若大于10~20s，可发生抽搐。

3. 晕厥后期

意识完全恢复，但软弱无力，不愿讲话或活动，可遗留头痛等不适。

（三）辅助检查

1. 常规检查

血常规、肝肾功、电解质、血糖，必要时血气分析等。

2. 心脏检查

心电图、动态心电图、运动试验、心脏彩超、冠脉造影、倾斜平板试验（血管迷走性）等。

3. 神经系统

CT、MRI、脑电图等。

二、鉴别诊断

1. 直立性低血压

与体位相关，容量不足，药物（降压药、负性肌力和负性变时药、利尿剂、抗心律失常药、三环类药、抗组胺药、镇静剂）。

2. 神经系统疾病

偏头痛、癫痫、一过性脑缺血、脑血管病。

3. 心血管源性

（1）器质性疾病：缺血性心脏病、心肌病、瓣膜病、心房黏液瘤、心脏压塞、肺栓塞、肺动脉高压、主动脉夹层、锁骨下动脉窃血。

（2）心律失常：引起血流动力学变化的快速或缓慢心律失常。

（3）冠心病危险因素：胸痛、心悸、猝死家族史、心脏增大、杂音、啰音、水肿。

4. 与其他疾病的区别

（1）眩晕：感觉周围环境旋转或晃动，通常无意识障碍。

（2）昏迷：意识障碍持续时间长，恢复困难。

（3）癫痫

①小发作：不倒地，恢复比晕厥快，无后遗症状。②大发作：面色发绀，血压和脉搏改变不明显，肢体强直性或痉挛性抽搐，而晕厥仅有肢体零星抽动。

三、治疗要点

1. 心脏源性和神经系统疾病

治疗原发病；心脏源性晕厥 1 年内猝死率高达 20%~40%，因此必须详细评估。

2. 直立性低血压

补足容量，停用相关药物。

3. 血管迷走性

β受体阻滞剂，α₁受体激动剂如甲氧胺福林，人工合成的盐皮质激素如氟氢可的松，5-羟色胺重吸收抑制剂如帕罗西丁。

4. 可以考虑植入永久性起搏器防止晕厥

但目前由于缺乏临床随机试验和充分证据的证实，而且植入后有感染、出血、静脉血栓形成、心包填塞等并发症，起搏器仍属于二线治疗，适合明显心动过缓、无晕厥前驱症状或其他药物治疗失败的患者。

四、中医中药

（一）论治原则

晕厥属中医"厥证"范畴。本病因情志内伤，或饮食不节，或亡血失津，或体虚劳倦发病。病位在心、肝。基本病机为气机逆乱，升降失调，阴阳不相顺接。病理性质有虚实之分。大凡气盛有余，气血上逆，或夹痰浊壅滞于上，以致清窍闭塞，成为厥之实证；若气虚不足，清阳不升，或大量出血，气随血脱，以致神明失养，发为厥之虚证。实证以开窍、化痰、辟秽而醒神治疗为主。虚证以益气、回阳、救逆而醒神治疗为主。厥证具体又有气厥、血厥、痰厥之分。

（二）分证论治

1. 气厥

（1）实证

主证：由情志异常、精神刺激而发作，突然昏倒，不知人事，或四肢厥冷，呼吸气粗，口噤拳握；舌苔薄白，脉伏或沉弦。

治法：开窍，顺气，解郁。

处方：通关散合五磨饮子加减。

组成：皂角、细辛、沉香、乌药、槟榔、枳实、木香、檀香、丁香、藿香等。

（2）虚证

主证：发病前有明显的情绪紧张、恐惧、疼痛或站立过久等诱发因素，发作时眩晕昏仆，面色苍白，呼吸微弱，汗出肢冷；舌淡，脉沉细微。

治法：补气，回阳，醒神。

处方：生脉注射液、参附注射液、四味回阳饮。

组成：人参、麦冬、五味子、附子、炮姜、甘草等。

2. 血厥

（1）实证

主证：多因急躁恼怒而发，突然昏倒，不知人事，牙关紧闭，面赤唇紫；舌暗红，脉弦有力。

治法：平肝潜阳，理气通瘀。

处方：羚角钩藤汤或通瘀煎加减。

组成：羚羊角（或山羊角）、钩藤、当归尾、红花、山楂、乌药、青皮、木香、香附、泽泻等。

（2）虚证

主证：因失血过多而发，突然昏厥，面色苍白，口唇无华，四肢震颤，自汗肢冷，目陷口张，呼吸微弱；舌质淡，脉芤或细数无力。

治法：补养气血。

处方：急用独参汤灌服，继服人参养荣汤。

组成：人参、黄芪、当归、熟地、白芍、五味子、白术、茯苓、远志、甘草、肉桂、生姜、大枣、陈皮等。

3. 痰厥

主证：素有咳喘宿痰，多湿多痰，恼怒或剧烈咳嗽后突然昏厥，喉有痰声，或呕吐涎沫，呼吸气粗；舌苔白腻，脉沉滑。

治法：行气豁痰。

处方：导痰汤加减。

组成：陈皮、枳实、半夏、胆南星、茯苓、苏子、白芥子。

（三）常用中成药

（1）气厥实证者可服用柴胡疏肝散或逍遥散；虚证者可静脉滴注生脉针、参附针、黄芪针，或口服香砂六君丸、参苓白术散、补中益气丸。

（2）血厥实证者静脉滴注清开灵注射液、醒脑静注射液、丹参注射液；虚证者可静脉滴注参附注射液。

（3）痰厥者可口服苏合香丸。

（四）针灸疗法

1. 针刺

针人中、内关、百会、素髎、十宣、十井等穴位。实证者，可十宣少量放血。

2. 灸法

灸百会、神阙、关元、气海、足三里等穴位。用于虚证。

3.耳针

针皮质下、肾上腺、内分泌、交感、心肺、升压点、呼吸点。

五、注意事项

晕厥时应防止跌伤；须保持呼吸道通畅，头偏向一侧防止误吸；吸氧；严密监测生命体征，维持呼吸及循环功能稳定；防止各种管道脱落。

第十一节　昏　迷

昏迷（coma 或 sopor）是由于脑功能的严重障碍，导致脑皮层和皮层下网状结构发生高度抑制的一种状态，临床上表现为意识丧失，运动、感觉和反射等功能障碍，以及任何刺激均不能唤醒病人。昏迷可以由原发于网状结构功能的损害，或由大脑皮层损害而影响网状结构的功能而引起。

一、诊断与评估

（一）病因

分为全身性病变和颅内病变两大类。

1.全身性病变

①急性感染性疾病。②内分泌及代谢障碍性疾病。③水、电解质紊乱。④外因性中毒。⑤物理性及缺氧性损害。

2.颅内病变

①感染性疾病。②脑血管疾病。③脑占位性疾病。④闭合性颅脑损伤。⑤颅内压增高综合征与脑疝形成。⑥癫痫。

（二）临床表现

按昏迷程度区分可分为三个阶段。

1.轻度昏迷

意识大部分丧失，无自主运动，对声、光刺激无反应，对疼痛刺激尚可出现痛苦的表情或肢体退缩等防御反应。角膜反射、瞳孔对光反射、眼球运动、吞咽反射等可存在。生命体征无明显异常。

2. 中度昏迷

对周围事物及各种刺激均无反应，对剧烈刺激或可出现防御反射。角膜反射减弱、瞳孔对光反射迟钝、眼球无转动。生命体征轻度异常。

3. 深度昏迷

全身肌肉松弛，对各种刺激均无反应。深、浅反射均消失。生命体征明显异常。肌张力低下，尿、便失禁或出现去大脑强直状态。

（三）辅助检查

（1）血常规、肝肾功、电解质、血糖，必要时血气分析、甲状腺功能检查。

（2）CT、MRI、脑电图等。

（四）评估

（1）意识丧失：浅昏迷时有生理反射，生命体征稳定。深昏迷时无生理反射，生命体征不稳定。

（2）GCS 评分 8 分以下为昏迷；GCS<5 分为深昏迷；最低分 3 分，提示脑死亡或预后极差。

（3）根据病史、体查，血气分析、血糖测定等对原发病初步作出判断。

（4）病因考虑：①颅内病变：急性脑血管病，颅内感染，占位性疾病，癫痫，颅脑损伤，高颅压症。②颅外病变：重症急性感染，内分泌危象，代谢障碍（尿毒症、肝性脑病、糖尿病昏迷等），急性中毒，严重缺氧，物理性损害（中暑、低温、触电等），心脏疾病（严重心律失常、心源性休克、心力衰竭等）。

二、鉴别诊断

1. 去皮层状态

大脑两侧皮质发生弥散性的严重损害引起皮层功能丧失，而皮层下结构的功能仍保存或部分恢复，形成意识丧失、肢体强直等。临床表现为患者能睁眼凝视，无意识地睁眼、闭眼，眼球能活动，瞳孔对光反射、角膜反射存在，四肢肌张力增高（双上肢屈曲，双下肢伸直），病理反射阳性。可有吸吮反射、强握反射。甚至喂食也可引起吞咽，但无自发动作，对外界刺激不能产生有意识的反应，大、小便失禁，存在睡眠觉醒周期。

2. 无动性缄默证

是由于脑干或丘脑上行性网状激活系统的不完全损害所致，而大脑半球及其传出通路则无病变。患者不言、不语、不动，意识内容丧失，四肢肌张力升高，但无锥体束征，吞咽等反射活动保留，瞬间反射存在，对疼痛刺激有躲避反应，存在睡眠觉醒周期。

3. 持续植物状态

主要为前脑结构，尤其大脑皮层的广泛损害。基本表现为睁眼昏迷，存在睡眠觉醒周期，但无任何意识心理活动，保存吸吮、咀嚼、吞咽等原始反射。对有害刺激可有肢体屈曲躲避反应，大、小便失禁。

4. 闭锁综合征

是由于脑桥腹侧的局限性病变累及双侧皮质脊髓束，以及三叉神经以下的皮质延髓束所致。患者能睁眼、闭眼，眼球能垂直运动而不能水平运动。因上行网状激活系统未受累之故，患者的意识活动存在，能以眼球上下活动来表达其思维活动。本综合征的常见病因是基底动脉主干闭塞，偶见脑桥出血或肿瘤。基底动脉尖闭塞则可发生昏迷，MRI 有助于诊断。

三、急救措施

（一）治疗原则

积极采取措施挽救生命，尽早查明原因进行治疗。

（二）具体措施

（1）保持呼吸道通畅，吸氧，及时清除呼吸道分泌物、异物和呕吐物；必要气管插管、机械通气，维持呼吸功能，对创伤患者要注意保护颈椎。

（2）建立静脉通道，维护循环功能。有循环衰竭者，应补充血容量，酌情选用升压药，纠正酸中毒。

（3）纳洛酮 0.4~0.8mg 稀释后静注。

（4）快速测定血糖，血糖 <4mmol/L，静脉注射 50%GS 40~60mL。

（5）处理脑水肿，保护脑功能。有颅内压增高者，予 20% 甘露醇 125mL，快速静滴，或选用呋塞米、地塞米松等。

（6）控制抽搐及高热。癫痫持续状态者，予地西泮 10~20mg 静注或苯巴比妥钠 0.1~0.2g 肌注；高热者物理降温。

（7）病因明确者给予针对性处理。

四、中医中药

昏迷属中医"神昏"范畴。是指心脑受邪，窍络不通，神明被蒙，导致神志不清为特征的急危重症。病因病机多为外感五疫之邪，热毒内攻，亦有痰瘀火毒，浊邪上扰，阴阳气血逆乱，皆可导致心脏受邪，窍络闭塞，神志所司，发生神昏。神昏病位本在心脑，标在五脏，本病病性有虚实之分，但以实证居多。神昏的治疗原则总以开透醒神为大法。依据病机不同，神昏分为实证与虚证。实证当开窍启闭，虚证当回阳固脱。

（一）分证论治

1. 热陷心包

主证：神昏谵语，高热烦躁，甚则昏愦不语，身热夜甚，心烦不寐；舌质红绛少津，苔黄干，脉滑数或细数。

治法：清心开窍。

处方：清宫汤加减。

组成：玄参心、莲子心、竹叶卷、连翘心、水牛角、麦冬等。

2. 腑实熏蒸

主证：神昏谵语，躁扰不宁，循衣摸床，大便秘结，腹部胀满；舌质深红，苔黄燥起芒刺，脉沉实有力。

治法：通腑泻热。

处方：大承气汤加减。

组成：大黄、芒硝、枳实、厚朴等。

3. 湿浊蒙窍

主证：神志昏蒙，或昏而时醒，身热不扬，胸闷恶心；舌苔白或黄而腻垢浊，脉濡。

治法：清化湿浊，豁痰开窍。

处方：菖蒲郁金汤加减。

组成：石菖蒲、郁金、栀子、连翘、牛蒡子、鲜竹沥、姜汁、玉枢丹、滑石、淡竹叶、丹皮、菊花等。

4. 痰热扰心

主证：神昏谵语，壮热不退，咳逆喘促，痰涎壅盛，小便量少或无。面色晦滞，胸闷烦躁，恶心呕吐，口中尿臭；舌质红苔黄腻，脉滑数。

治法：清热化痰，开窍醒神。

处方：黄连温胆汤加减。

组成：黄连、半夏、陈皮、茯苓、甘草、枳实、竹茹、大枣、生姜等。

5. 瘀血阻窍

主证：昏迷谵语，或发热，口唇、爪甲青紫；舌质深绛、紫暗，脉弦数。

治法：活血通窍。

处方：通窍活血汤加减。

组成：麝香、赤芍、桃仁、红花、川芎、老葱、生姜、红枣、黄酒等。

6. 亡阴

主证：神志昏迷，皮肤干皱，口唇无华、干燥，面色苍白，或面红身热，目陷睛迷，自汗肢冷，气息低微；舌淡或绛，少苔，脉细数或结代。

治法：救阴益气固脱。

处方：冯氏全真一气汤加减。

组成：人参、麦冬、五味子、熟地、白术、附子、牛膝等。

7. 亡阳

主证：昏愦不语，面色苍白，口唇青紫，呼吸微弱，冷汗淋漓，四肢厥逆，二便失禁；唇舌淡润，脉微欲绝。

治法：回阳固脱。

处方：陶氏回阳救急汤。

组成：附子、肉桂、人参、麦冬、陈皮、干姜、半夏、白术、五味子、麝香、炙甘草等。

（二）常用中成药

1. 清开灵注射液：40~60mL 加入 5%GS 500mL 内，每日 1 次，静脉滴注。

2. 醒脑静注射液：20mL 加入 5%GS 250mL 内，每日 1 次，静脉滴注。

3. 安宫牛黄丸：1 丸，每日 3 次，口服。

4. 紫雪丹：3~6g，每日 3 次，口服。

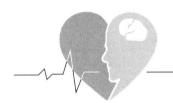

第二章
常见心脑血管急危重病诊治

第一节　心脏骤停与心肺复苏

一、概　述

心脏骤停（cardiac arrest, CA）是指心脏泵血功能的突然停止。心脏骤停本质上是一种临床综合征，是多种疾病或疾病状态的终末表现，也可以是某些疾病的首发症状。心脏骤停发作后，10s左右即可出现意识丧失，如在4~6min黄金时段及时救治可获存活，若贻误将出现生物学死亡，且罕见自发逆转者。

心肺复苏（cardio-pulmonary resuscitaiton, CPR）是针对心跳、呼吸停止所采取的抢救措施，即用心脏按压或其他方法形成暂时的人工循环并恢复心脏自主搏动和血液循环，用人工呼吸代替自主呼吸并恢复自主呼吸，达到恢复苏醒和挽救生命的目的。心肺复苏的成功并不仅仅在于心跳和呼吸的恢复，而更需注重脑和神经系统功能的恢复，故CPR全过程又称之为心肺脑复苏（cardio-pulmonary-cerebral resuscitaiton, CPCR）。

二、诊断与评估

（一）病　因

导致心脏呼吸骤停的原因众多，一般分为两大类，即由心脏本身的疾病引起的所谓心源性心脏骤停和由其他因素和病变引起的非心源性心脏骤停。其中，60%以上是由于心血管疾病所致，40%左右为其他原因。

1. 心源性心脏骤停

以冠心病最常见，尤其是在 AMI 的早期更易发生。其他如心瓣膜病、心肌病、心肌炎、心脏肿瘤、急性心包压塞、肺动脉高压、急性肺源性心脏病、心脏或主动脉窦破裂等均可导致心脏骤停。一些先天性心脏病，包括心脏解剖结构或心电传导异常和遗传性 QT 综合征也可导致心脏骤停。原来依靠人工心脏起搏的患者，如起搏器突然发生故障，也可发生心脏骤停。

2. 非心源性心脏骤停

（1）呼吸停止：如气管内异物、烧伤或烟雾吸入致气道组织水肿、溺水和窒息等所致气道阻塞、脑卒中、药物过量和头部外伤等所致呼吸停止，造成心肌严重缺氧可致心脏骤停。

（2）电解质及酸碱平衡紊乱：严重的电解质紊乱和酸碱平衡失调易导致心律失常的发生而引起心脏骤停。如高钾血证（血清钾 >6.5mmol/L）、高镁血证、酸中毒等。

（3）手术治疗操作和麻醉意外：心导管检查、选择性心血管造影、安置心内起搏电极、支气管镜检查、气管插管或切开、胸腔手术及麻醉过程中均可发生心脏骤停。

（4）药物中毒或变态反应：以抗心律失常药为多见，其他如洋地黄、氨茶碱、锑剂、钙剂等也可导致心脏骤停。青霉素、链霉素、碘剂等药物以及血清制品发生严重的变态反应可致心脏骤停。

（5）电击或雷击：触电或被雷击时，强电流通过心脏可引起室颤或心室停顿。

（6）严重低温、高温：诱发致命性心律失常可致心脏骤停。

（二）临床表现

心脏骤停的临床过程可分为 4 个时期：前驱期、发病期、心脏骤停期、生物学死亡期。

1. 前驱期

心脏骤停前有数天或数周，甚至数月的前驱症状，如心绞痛、气急或心悸的加重，易于疲劳及其他非特异性的主诉。

2. 发病期

典型表现包括：长时间的心绞痛或急性心肌梗死的胸痛、急性呼吸困难、突然心悸、持续心动过速、头晕目眩等。

3. 心脏骤停期

症状和体征依次出现：①心音消失。②脉搏触不到、血压测不出。③意识突然丧失或伴有短暂抽搐，抽搐常为全身性，多发生于心脏停搏后 10s 内，有时伴眼球偏斜。④呼吸断续，呈叹息样，以后即停止。多发生在心脏停搏后 20~30s 内。⑤昏迷，多发生于心脏停搏 30s 后。⑥瞳孔散大，多在心脏停搏后 30~60s 出现。但此期尚未到生物学死亡。如予及时恰当的抢救，有复苏的可能。

4. 生物学死亡期

心脏骤停发生后，大部分患者将在4~6min内开始发生不可逆转脑损害。

（三）辅助检查

心电图是心脏骤停最主要的辅助检查，心脏骤停时，心脏虽然丧失了泵血功能，但并非心电和心脏活动完全停止。心电图表现可为以下三种类型：心室颤动（VF）/室性心动过速（VT）、心室停搏、电—机械分离。

（四）鉴别诊断

心脏骤停时，常出现喘息性呼吸或呼吸停止，在心脏骤停的过程中，如复苏迅速和有效，自主呼吸可以一直保持良好。心脏骤停时，常出现皮肤和黏膜苍白和发绀，但在灯光下易忽略。在心脏骤停前如有严重的窒息或缺氧，则发绀常很明显。心脏骤停因可引起突然意识丧失应与许多疾病鉴别。如昏厥、癫痫、脑血管疾病、大出血、肺栓塞等。

1. 昏厥

表现除突然昏倒，不省人事外，多与其病因密切相关常伴有高热、谵语、烦躁或谵语烦躁。

2. 癫痫

（1）小发作：不倒地，恢复比晕厥快，无后遗症状。

（2）大发作：面色发绀，血压和脉搏改变不明显，肢体强直性或痉挛性抽搐，而晕厥仅有肢体零星抽动。

脑血管疾病：可有偏瘫、偏身感觉障碍、偏盲、失语；或者交叉性瘫痪、交叉性感觉障碍、外眼肌麻痹、眼球震颤、吞咽困难、共济失调、眩晕等；或肢体无力、麻木，面部、上下肢感觉障碍；小便失禁等。

三、救治措施

现代心肺复苏分为三个部分：初级生命支持、高级生命支持、延续生命支持。

初级生命支持（BLS）：迅速建立有效的通气和人工循环，以保证脑组织及其他重要脏器的血供，支持基础生命活动。

（一）识别判断

极为关键，经过准确地识别有无意识、反应，无呼吸即实施CPR。正确地判断心跳和呼吸停止要求有迅速的反应能力，时间要求不超过10s。

（二）启动EMSS

拨打急救电话，目的是求救于专业急救人员，并携带除颤仪器到现场。如有2人以上，一人打电话，一人立即实施CPR。

（三）心肺复苏

1. 胸外按压（图 2-1）

（1）胸外按压部位：两乳头连线与胸骨交叉点处，或胸骨中下 1/3 交界。

（2）胸外按压手法：一手掌根部置于按压部位，另一手掌根部叠放其上，双手指紧扣，身体前驱，使肩、肘、腕位于同一轴线上，与患者身体平面垂直。利用上半身重量垂直下压，按压后保证胸廓完全回弹。

（3）频率：100~120 次 /min。

（4）深度：按压深度成人不少于 5cm，但不超过 6cm，每次按压后胸廓完全回复，按压与放松比大致相等。

（5）按压 / 通气比：在建立人工气道前，成人单人 CPR 或双人 CPR，按压、通气比都为 30 ：2。

（6）按压有效指征：触到脉搏、瞳孔逐渐缩小、口唇转红、开始有自主呼吸等。

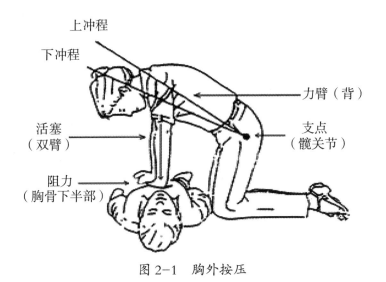

图 2-1　胸外按压

2. 开放气道

开放气道前应清理口腔及气道异物，取下义齿。

（1）仰头抬颏法（图 2-2）

完成仰头动作应把一只手放在患者前额，用手掌把额头用力向后推，使头部向后仰，另一只手的手指放在下颏骨处，向上抬颏，使牙关紧闭，下颏向上抬动，勿用力压迫下颌部软组织以免可能造成气道梗阻，也不要用拇指抬下颏。

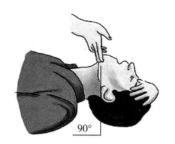

图 2-2　仰头抬颏法

（2）托颌法（图 2-3）

把手放置患者头部两侧，肘部支撑在患者躺的平面上，托紧下颌角，用力向上托下颌，如患者紧闭双唇，可用拇指把口唇分开。

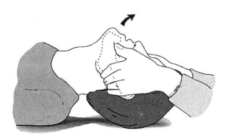

图 2-3　托颌法

3.人工呼吸

（1）口对口呼吸（图 2-4）

人工呼吸时，要确保气道通畅，捏住患者的鼻孔，防止漏气，急救者用嘴把患者的口完全罩住，呈密封状，缓慢吹气，每次吹气应持续 1s 以上，确保通气时可见胸廓起伏。推荐 500~600mL 潮气量。

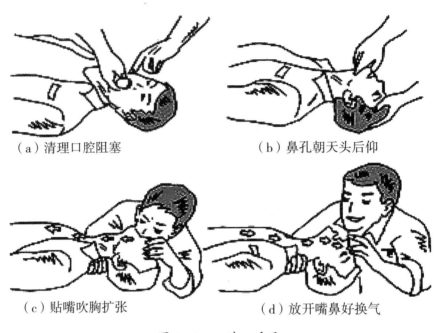

（a）清理口腔阻塞　　　　（b）鼻孔朝天头后仰

（c）贴嘴吹胸扩张　　　　（d）放开嘴鼻好换气

图 2-4　口对口呼吸

（2）球囊 - 面罩通气（图 2-5）

使用球囊 - 面罩可提供正压通气，但未建立人工气道容易导致胃膨胀，需要送气时间长，潮气量控制良好时可见胸廓起伏。双人复苏时效果较好。双人操作时，一人压紧面罩，一人挤压皮囊通气。如果气道开放不漏气，挤压 1L 成人球囊 1/2~2/3 量或 2L 成人球囊 1/3 量可获得满意的潮气量。

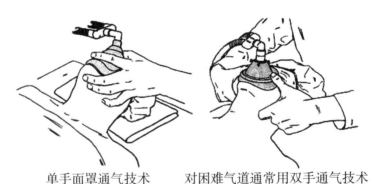

单手面罩通气技术　　对困难气道通常用双手通气技术

图 2-5　球囊 - 面罩通气

（3）口对鼻呼吸

牙关紧闭或严重口腔损伤，患者的嘴无法张开或救护者与患者口对口难以密封者，此法吹气压力应稍大。

4. 电除颤（图 2-6）

大多数成人突发非创伤性心脏骤停的原因是心室颤动（VF），电除颤是救治 VF 最为有效的方法。心律分析证实为 VF/ 室性心动过速（VT）应立即行电除颤，之后做 5 组 CPR，再检查心律，必要时再次除颤。单相波除颤器首次电击能量选择 360J，双相波除颤器首次电击能量选择应根据除颤仪的品牌或型号推荐，一般为 200J。对心室静止（心电图示呈直线）与无脉电活动（PEA）患者不可电除颤，而应立即实施 CPR。

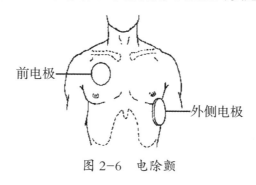

前电极

外侧电极

图 2-6　电除颤

四、高级生命支持

高级生命支持是在 BLS 基础上，为使自主循环恢复和（或）呼吸、循环功能维持或稳定，进一步采取的救治措施。通常由专业急救人员达到发病现场或在医院内进行，通过应用辅助设备、特殊技术和药物等，进一步提供更有效的呼吸、循环支持，以恢复自主循环或维持呼吸功能。高级生命支持还包含以下四个方面。

（一）人工气道

目的在于维持血液充分氧合和清除二氧化碳潴留，气管内插管是最常用、最可靠、有效的通气方式，通气时不中断胸外按压。

（二）机械通气

机械通气的目的在于：纠正低氧血证，缓解组织缺氧；纠正呼吸性酸中毒；降低颅内压，改善脑循环；保障镇静剂使用安全，减少全身及心肌氧耗。

（三）药物治疗

应尽早建立用药通路，可根据临床情况选择静脉通路，必要时可气道内给药及骨髓腔给药。

1. 肾上腺素

是复苏的一线选择用药，可用于电击无效的 VF 或无脉性 VT、心脏静止或 PEA。肾上腺素用法：1mg 静脉推注，每 3~5min 重复 1 次。

2. 胺碘酮

胺碘酮属Ⅲ类抗心律失常药物。当CPR、2次电除颤以及给予血管加压素后，如VF或无脉性VT仍持续时，应考虑给予抗心律失常药物，优先选用胺碘酮静脉注射(静注)。胺碘酮用法：患者如为VF或无脉性VT，初始剂量为300mg溶入20~30mL葡萄糖液内快速推注，3~5min后再推注150mg，维持剂量为1mg/min持续静脉滴注（静滴）6h，一般建议每日最大剂量不超过2g。

3. 利多卡因

利多卡因仅作为无胺碘酮时的替代药物。

4. 硫酸镁

硫酸镁仅用于尖端扭转型VT和伴有低镁血症的VF或VT以及其他心律失常两种情况。

5. 阿托品

心脏骤停和缓慢性无脉电活动时使用剂量0.5mg iv；持续性心脏骤停，在3~5min内重复给药，仍为缓慢心律失常，可每隔3~5min 0.5~1mg iv，至总量0.04mg/kg。

6. 碳酸氢钠

对心脏骤停较长时间、原有代谢性酸中毒、高钾血症、三环类或苯巴比妥类药物过量，应用碳酸氢盐治疗可能有益。使用时以1mmol/kg作为起始量，在持续CPR过程中每15min给予1/2量，最好根据血气分析结果调整补碱量，防止产生碱中毒。

7. β受体阻滞剂

用于难治性多形性VT、尖端扭转型VT、快速单形性VT或室扑及难治性VF，可试用静脉β受体阻滞剂。用法：美托洛尔，5mg/次，静推，每隔5min，直至总量15mg。艾司洛尔，0.5mg/kg，静推，继予50~300μg/min维持。

（四）后期复苏或持续生命支持

1. 加强呼吸管理

首先应评估气道是否开放，可用仰头提颏法、托下颌法、口咽通气道和鼻咽通气道等方法维持气道通畅。对于尚未恢复自主呼吸或处于昏迷状态的患者，可选择气管插管、喉罩及食道气道联合插管等方法建立高级气道，以维持气道通畅及通气氧合。

2. 维持有效的循环

建议维持复苏后患者的收缩压不低于90mmHg，平均动脉压(MAP)不低于65mmHg。

3. 目标温度管理（TTM）

复苏成功后，如果患者仍处于昏迷状态（不能遵从声音指示活动），应尽快使用多种体温控制方法将患者的核心体温控制在32~36℃，并稳定维持至少24h，复温时应将升温速度控制在0.25~0.50℃/h。目前用于临床的控制低温方法包括降温毯、冰袋、新型体表降温设备、冰生理盐水输注和血管内低温设备等。

4.神经功能的监测与保护

复苏后神经功能损伤是CA致死、致残的主要原因，应重视对复苏后CA患者的神经功能连续监测和评价，积极保护神经功能。目前推荐使用的评估方法有临床症状体征（瞳孔、昏迷程度、肌阵挛等）、神经电生理检查（床旁脑电图、体感诱发电位等）、影像学检查（CT、MRI）及血液标志物［星形胶质源性蛋白（SB100）、神经元特异性烯醇化酶（NSE）］等。

5.纠正水电解质平衡及给予脑组织代谢药物

可应用极化液、能量合剂和苏醒药等。

6.血糖控制

CPR后的危重患者应经常检测血糖变化，高血糖时应静脉输注胰岛素控制血糖，根据血糖变化调整治疗，需机械通气的患者血糖应控制在4.4~6.6mmol/L，低温治疗可诱导血糖升高。

（五）心肺复苏注意事项

在诊断和抢救心脏呼吸骤停者时，如突然出现意识丧失、昏迷、全身紫绀、颈动脉搏动消失，就应立即进行CPR。应注意以下几点：

（1）不要等到听心音有无才开始抢救。

（2）不要等到以上判断心脏骤停的各项指标都具备才开始抢救。

（3）不要等到做心电图、测血压，或开放静脉以后才开始抢救。

（4）重点在于看反应、看呼吸。

（六）脑死亡的判断及终止心肺复苏的指征

1.脑死亡

脑死亡的定义：脑干或脑干以上中枢神经系统永久性地丧失功能（深昏迷；瞳孔扩大、固定；脑干反射消失；脑电波无起伏；呼吸停止）。

CPR后，如心跳恢复，而呼吸未恢复并有瞳孔散大、四肢无肌张力、无任何反射活动、脑电图无电活动征象，为脑死亡。

2.终止心肺复苏的指征

患者心脏、呼吸停止，心肺复苏已历时30min，出现下列情形是终止心肺复苏的指征：①瞳孔散大和固定。②对光反射消失。③呼吸仍未恢复。④深反射活动消失。⑤心电图成直线。

五、中医中药

心脏骤停在中医学中属于"卒死"范畴。"卒死"之名始见于《灵枢·五色》："人不病卒死，何以知之？黄帝曰：大气入于脏腑者，不病而卒死矣。"晋代葛洪《肘后备急方》有述："卒死，皆天地及人身自然阴阳之气，忽有乖离否隔上下不通，偏竭所致。"由此可见，卒死在中医中是以阴阳之气突然离绝，气机不能复还的急性病。治疗原则：扶正祛邪，调整脏腑阴阳、气血，急救欲脱之阳，挽欲绝之阴。

（一）分证论治

1. 心阳暴脱证

主证：颜面青暗，神志淡漠，意识模糊，乃至昏迷，大汗淋漓、四肢厥冷、喉中痰鸣，气少息促；舌淡苔白，脉微欲绝。

治法：回阳固脱。

处方：独参汤或参附汤。

组成：人参、附子等。

2. 阴竭气脱证

主证：面色灰白，身热烦躁，汗出如油，嗜睡昏迷，四肢厥逆，尿少色黄；舌淡苔少，脉细弱数。

治法：益气救阴。

处方：生脉饮加减。

组成：人参、麦冬、五味等。

3. 阴阳俱脱证

主证：神志昏迷，瞳孔散大，喉中痰鸣，气少息促，汗出如油，二便失禁；舌质淡胖，脉微欲绝，或六脉全无。

治法：回阳救阴。

处方：四逆汤合生脉散加减。

组成：人参、附子、炙甘草、麦冬、五味子等。

（二）中成药

（1）心阳暴脱证、阴竭气脱：予生脉注射液、参附注射液、醒脑静注射液等。

（2）阴阳俱脱证：予参附注射液。

（三）其他中医综合治法

早期以灸疗为先。灸气海穴，灸火之力以充实气海，能急挽欲绝之元阳。阳回之后，以人参大补真元；亦可针刺人中加十宣，或百会加涌泉穴等，采用较强刺激手法。

第二节　休　克

一、概　述

休克（shock）是由多种不同致病因素导致有效循环血容量急剧减少、组织细胞灌注严重不足，导致各重要生命器官和细胞功能代谢障碍及结构损害为主的综合征。

二、诊断依据

（一）分　类

休克按病因可分为失血性休克、心源性休克、脓毒性休克、创伤性休克、过敏性休克、烧伤性休克等；按血流动力学可分为分布性休克、低血容量性休克、心源性休克、梗阻性休克等。

1. 分布性休克

分布性休克的基本机制为血管收缩舒张功能异常。分布性休克往往以循环容量的改变为早期的主要表现，常表现为循环容量的不足。单纯的容量补充不能纠正休克。感染性休克是分布性休克的主要类型。

（1）感染性休克：是临床上最常见的休克类型之一，临床上以 G^- 杆菌感染最常见。感染性休克的血流动力学特点为：体循环阻力下降、心输出量增加、肺循环阻力增加和心率的改变。

（2）过敏性休克：已致敏的机体再次接触到抗原物质时，可发生强烈的变态反应，使容量血管扩张，毛细血管通透性增加并出现弥散性非纤维蛋白血栓，血压下降、组织灌注不良可使多脏器受累。

（3）神经源性休克：交感神经系统急性损伤或被药物阻滞可引起影响的神经所支配的小动脉扩张，血容量增加，出现相对血容量不足和血压下降；这类休克预后好，常可自愈。

2. 低血容量性休克

低血容量性休克为血管内容量不足，引起心室充盈不足和心搏量减少，如果增加心率仍不能代偿，可导致心排血量降低。

（1）失血性休克：是指因大量失血，迅速导致有效循环血量锐减而引起周围循环衰竭的一种综合征。一般 15min 内失血少于全血量的 10% 时，机体可代偿。若快速失血量超过全血量的 20% 左右，即可引起休克。

（2）烧伤性休克：大面积烧伤，伴有血浆大量丢失，可引起烧伤性休克。休克早期与疼痛及低血容量有关，晚期可继发感染，发展为感染性休克。

（3）创伤性休克：这种休克的发生与疼痛和失血有关。

3. 心源性休克

心源性休克是心泵衰竭的极期表现，由于心脏排血功能衰竭，不能维持其最低限度的心输出量，导致血压下降，重要脏器和组织供血严重不足，引起全身性微循环功能障碍，从而出现一系列以缺血、缺氧、代谢障碍及重要脏器损害为特征的病理生理过程。

4. 梗阻性休克

梗阻性休克是指急性血液循环梗阻如肺栓塞、大量心包积液、左房黏液瘤、夹层动脉瘤等所引起的休克。

（二）临床表现

休克患者的临床表现取决于休克的病因、组织灌注损害程度及代偿反应。根据休克发生的过程，临床表现常有以下过程。

1. 休克早期

在原发症状体征为主的情况下出现轻度兴奋征象，如意识尚清，但烦躁焦虑，精神紧张，面色、皮肤苍白，口唇甲床轻度发绀，心率加快，呼吸频率增加，出冷汗，脉搏细速，血压可骤降，也可略降，甚至正常或稍高，脉压缩小，尿量减少。

2. 休克中期

患者烦躁，意识不清，呼吸表浅，四肢温度下降，心音低钝，脉细数而弱，血压进行性降低，可低于 50mmHg 或测不到，脉压小于 20mmHg，皮肤湿冷发花，尿少或无尿。

3. 休克晚期

表现为 DIC 和多器官功能衰竭。①DIC 表现：顽固性低血压，皮肤发绀或广泛出血，甲床微循环淤血，血管活性药物疗效不佳，常与器官衰竭并存。②急性呼吸功能衰竭表现：吸氧难以纠正的进行性呼吸困难，进行性低氧血症，呼吸急促，发绀，肺水肿和肺顺应性降低等表现。③急性心功能衰竭表现：呼吸急促，发绀，心率加快，心音低钝，可有奔马律、心律不齐。如出现心律缓慢，面色灰暗，肢端发凉，也属心功能衰竭征象，中心静脉压及肺动脉楔压升高，严重者可有肺水肿表现。④急性肾功能衰竭表现：少尿或无尿、氮质血症、高血钾等水电解质和酸碱平衡紊乱。⑤其他表现：意识障碍程度反映脑供血情况。肝衰竭可出现黄疸，血胆红素增加，由于肝脏具有强大的代偿功能，肝性脑病发病率并不高。胃肠道功能紊乱常表现为腹痛、消化不良、呕血和黑便等。

（三）辅助检查

休克的实验室检查应当尽快进行并且注意检查内容的广泛性。

1. 血常规

血生化（包括电解质、肝功能等）检查和血气分析；肾功能检查以及尿常规及比重测定；出、凝血指标检查；血清酶学检查和肌钙蛋白、肌红蛋白、D- 二聚体等；各种体液、排泄物等的培养、病原体检查和药敏测定等。

2. 血流动力学监测

主要包括中心静脉压（CVP）、肺毛细血管楔压（PCWP）、心排出量（CO）和心脏指数（CI）等。使用漂浮导管进行有创监测时，还可以抽取混合静脉血标本进行测定，并通过计算了解氧代谢指标。

3. 胃黏膜内 pH 测定

这项无创的检测技术有助于判断内脏供血状况、及时发现早期的内脏缺血表现为主的"隐性代偿性休克"，也可通过准确反映胃肠黏膜缺血缺氧改善情况，指导休克复苏治疗的彻底性。

4. 血清乳酸浓度

血清乳酸浓度与休克预后相关。乳酸值越高，预后越差，如果在休克发生的 6h 内不能降低血乳酸水平提示患者预后不良。

5. 感染和炎症因子的血清学检查

通过血清免疫学检测手段，检查血中降钙素原（PCT）、C- 反应蛋白（CRP）、念珠菌或曲霉菌特殊抗原标志物或抗体等，有助于快速判断休克是否存在感染因素、可能的感染类型以及体内炎症反应紊乱状况。

（四）诊断标准

休克是一组危及生命的临床综合征，休克的诊断强调的是对休克早期的认识过程，有典型临床表现时休克诊断并不难，关键在于能否早期识别并及时处理。

①具体休克的诱因。②有意识障碍。③脉搏 >100 次/min 或不能触及。④四肢湿冷、胸骨部位皮肤指压阳性（再充盈时间 >2s，皮肤花斑、黏膜苍白或发绀；尿量减少（<30mL/h）或无尿）。⑤收缩压 <80mmHg。⑥脉压 <30mmHg。⑦原有高血压者收缩压较基础水平下降 30% 以上。

凡符合①，以及②③④中的两项，和⑤⑥⑦中的一项者，可诊断为休克。

（五）评 估

1. 休克指数

休克指数等于脉率/收缩压（mmHg），当指数为 0.5 时多表示无休克； >1.0~1.5 有休克；＞2.0为严重休克。

2. 血压

通常认为收缩压＜90mmHg，脉压＜20mmHg是休克存在的表现；血压回升，脉压增大则是休克好转的征象。值得注意的是血压并不是反映休克程度最敏感的指标。

3. 脉率

当血压还较低时，脉率已恢复且肢体温暖者，常表示休克趋向好转。

4. 精神状态

若患者神志变清楚，对外界的刺激能正常反应，说明患者循环血量已基本补足；相反若患者表情淡漠、不安、谵妄、嗜睡或昏迷，则反映脑细胞因血循环不足而发生障碍。

5. 皮肤温度、色度

如果患者四肢温暖，皮肤干燥，轻压指甲或口唇时，局部暂时缺血呈苍白，松压后色泽迅速转为正常，表明末梢循环已恢复，休克好转；反之则说明休克情况仍然存在。

三、救治措施

休克是临床上常见的紧急情况，应该抓紧时间进行救治，在休克早期进行有效的干预，控制引起休克的原发病因，遏止病情发展，有助于改善患者的预后。

（一）一般紧急处理

通常取平卧位，必要时采取头和躯干抬高20°~30°、下肢抬高15°~20°，以利于呼吸和下肢静脉回流同时保证脑灌注压力；保持呼吸道通畅，并可用鼻导管法或面罩法吸氧，必要时建立人工气道，呼吸机辅助通气；维持比较正常的体温，低体温时注意保温，高温时尽量降温；及早建立静脉通路，维持血压。尽量保持患者安静，避免人为的搬动，可用小剂量镇痛、镇静药，但要防止呼吸和循环抑制。

（二）病因学治疗

休克的病因学治疗是对导致休克发生发展的治疗。休克几乎与所有临床科室都有关联，各型休克的临床表现及中后期的病理过程也基本相似，治疗原则是：尽快恢复有效循环血量，对原发病灶做手术处理。即使有时病情尚未稳定，为避免延误抢救的时机，仍应在积极抗休克的同时进行针对病因的手术。

（三）休克的支持性治疗

1. 改善低氧血症

首先，保持气道通畅，通过氧疗、机械通气纠正低氧血证，目标是：氧分压$PaO_2 > 60mmHg$，氧饱和度$SaO_2 > 90\%$，因为只有在这个目标值之上才能保证组织氧供。

2. 降低氧耗

降低机体氧耗的主要措施：控制体温、镇痛、镇静、机械通气等。

3. 改善组织细胞对氧的利用

提高细胞对氧利用的措施：改善微血管功能，恢复微循环灌注；纠正内环境紊乱，改善细胞组织微环境；拮抗内毒素和细菌毒素；改善细胞代谢。

4. 纠正失血贫血

失血性休克患者主要以血红蛋白的丢失为主，主要措施是输血治疗。目标是：Hb > 10g/L，血细胞比容（hct）> 30%。

5. 补充有效循环容量

（1）大部分休克治疗的共同目标是恢复组织灌注，其中早期最有效的办法是补充足够的血容量，不仅要补充已失去的血容量，还要补充因毛细血管床扩大引起的血容量相对不足，因此往往需要过量地补充，以确保心输出量。即使是心源性休克有时也不能过于严格地控制入量，可在连续监测动脉血压、尿量和 CVP 的基础上，结合患者皮肤温度、末梢循环、脉率及毛细血管充盈时间等情况，判断所需补充的液体量，动态观察十分重要。当然，有条件最好在漂浮导管监测肺动脉楔压的指导下输液。

（2）补液种类：目前补充血容量的液体种类很多，休克治疗的早期，即使大量失血引起的休克也不一定需要全血补充，只要能维持红细胞压积大于30%，大量输入晶体液、血浆代用品以维持适当的血液稀释，对改善组织灌注更有利。随着休克的逐渐控制，输入液体的种类即显得有所讲究，主要目的是防止水、电解质和酸碱平衡紊乱，防止系统和脏器并发症，维持能量代谢、组织氧合和胶体渗透压。

（3）如何正确选择扩容剂，应遵循的原则是："先快后慢、先晶体后胶体、按需补液"的原则，兼顾晶体及胶体的需求及比例。

（4）纠正酸中毒：患者在休克状态下，由于组织灌注不足和细胞缺氧常存在不同程度的代谢性酸中毒。轻度酸中毒常可缓解而不需再用碱性药物。但重度休克经扩容治疗后仍有严重的代谢性酸中毒时，仍须使用碱性药物，用药后 30~60min 应复查动脉血气，了解治疗效果并据此决定下一步治疗措施。乳酸钠因需要在肝脏代谢才能发挥作用，休克时不应首选，因为休克可导致肝脏功能下降；5% 碳酸氢钠可以直接中和血液中的氢离子，可以静点 200mL 左右；三羟甲基氨基甲烷（THAM）不仅直接中和血液中的氢离子，而且不增加血钠，一次可以静滴 7.28%THAM 40~80mL（加 5% 葡萄糖液稀释），但要注意呼吸抑制、低血糖、恶心、呕吐等副作用，还要防止外漏出血管，导致组织坏死。

6. 血管活性药物的应用

血管活性药物主要包括两大类，即缩血管药和扩血管药。

（1）缩血管药物目前主要用于部分早期休克患者，以短期维持重要脏器灌注为目的，也可作为休克治疗的早期应急措施，不宜长久使用，用量也应尽量减少。常用的药物有间羟胺（阿拉明）、多巴胺、多巴酚丁胺、去氧肾上腺素（新福林）、去甲肾上腺素等，使用时应从最小剂量和最低浓度开始。

（2）扩血管药物主要扩张毛细血管前括约肌，以利于组织灌流，适用于扩容后CVP明显升高而临床征象无好转、临床上有交感神经活动亢进征象、心输出量明显下降、有心衰表现及有肺动脉高压者。常用的药物有异丙基肾上腺素、酚妥拉明（苄胺唑啉）、山莨菪碱、东莨菪碱、硝普钠、硝酸甘油、氯丙嗪等。在使用扩血管药时，前提是必须充分扩容，否则将导致明显血压下降，用量和使用浓度也应从最小开始。

表2-1　常用血管活性药物药理特点

药物	剂量	外周血管		对心脏效应			使用要点
		血管收缩	血管舒张	心率	心脏收缩率	心律失常	
多巴胺 μg/(kg·min)	1~4	0	1+	1+	1+	1+	"扩张肾动脉剂量"并不能真正改善肾功能
	5~10	1~2+	1+	2+	2+	2+	可以用于伴发心动过缓和低血压患者
	11~20	2~3+	1+	2+	2+	2+	升压药的范围
加压素 U/min	0.04~0.1	3~4+	0	0	0	1+	感染性休克、心外搭桥术后休克状态，对脓毒症预后无益
去氧肾上腺素 μg/min	20~200	4+	0	0	0	1+	血管舒张性休克，尤适用于伴发室上性心动过速
去甲肾上腺素 μg/min	1~20	4+	0	2+	2+	2+	感染性休克的一线用药，血管舒张性休克
肾上腺素 μg/min	1~20	4+	0	4+	4+	4+	难治性休克，伴发心动过缓的休克，过敏性休克
多巴酚丁胺 μg/(kg·min)	1~20	1+	2+	1~2+	3+	3+	心源性休克，感染性休克

四、中医中药

中医学中没有休克这一病名，但从休克的临床特点和病程演变来看，可归属于"厥证"和"脱证"的范畴。"厥"和"脱"之名均源自《内经》，《素问·大奇论》说"暴厥者，不知与人言"，《素问·厥论》说"寒厥之为寒也，必从五指而上于膝"。《灵枢·血络论》说"阴阳之气，其新相得而未和合，应而泻之，则阴阳俱脱，表里相离，故脱色而苍苍然"。

（一）病因病机

由邪毒内陷营血、误食毒物、劳倦内伤、剧痛、惊恐，以及汗、下、吐太过，引起气血运行障碍，阴阳之气不相顺接、气机逆乱所致。

（二）分证论治

治疗原则：急固其本，固脱、救阴、回阳。

1. 气脱证

主证：骤然发生面色苍白或青灰，四肢厥冷，汗多神疲，气促息微，口淡不甚渴饮，小便色清量少；舌淡，脉细弱。

治法：补气固脱。

处方：独参汤。

组成：人参，亦可用高丽参、红参或吉林参等代替。若汗多难止者，加北黄芪、糯稻根、煅牡蛎，水煎服。

2. 血脱证

主证：多发于失血之后，面色苍白，头晕眼花，汗出，烦躁，心悸，口干口渴；舌淡而干，脉细数或芤大。

治法：摄血固脱。

处方：独参汤加味。

组成：人参，可加减炙黄芪、阿胶（烊化）。若黑便柏油样者，加紫珠草、岗捻根、地捻；吐血、咯血者，加仙鹤草。

3. 亡阴证

主证：大汗淋漓，烦躁不安，面色潮红，口渴咽干，尿少；舌红干，脉细数无力。

治法：益气救阴固脱。

处方：生脉散加味。

组成：人参、麦冬、五味子。水煎服，若发热、气粗者，加石膏、西瓜翠衣、天花粉。

4. 亡阳证

主证：大汗淋漓，身凉肢冷，面色苍白，神情淡漠，气息微弱，口淡不渴；舌淡润，脉微欲绝。

治法：回阳救逆固脱。

处方：参附汤加味。

组成：人参、附子，可加减炮姜、大枣、当归、桂枝、细辛、通草。若面红、身热者，属阴阳俱亡者，加麦冬、五味子、生地黄、枳实。

（六）常用中成药

（1）气脱证、血脱证可予黄芪注射液、参麦注射液 60mL。

（2）亡阴证、亡阳证可予参附注射液静脉推注或参附注射液静脉滴注。

第三节　急性心力衰竭

一、概　述

急性心力衰竭（AHF）是指由于急性心脏病变引起心排血量显著、急骤降低，导致组织器官灌注不足和急性淤血的临床综合征。急性心衰是心衰症状的急性发作或加重，临床上以急性左心衰最为常见，急性右心衰较少见。AHF 是大于 65 岁患者住院的主要原因，其中 15%~20% 为初发心衰，大部分则为原有慢性心衰的急性加重。AHF 预后差，常危及生命，必须紧急抢救。该疾病住院病死率为 3%，6 个月再住院率约 50%，5 年病死率高达 60%，研究表明，尽早接受治疗会有更多的潜在获益。

二、诊断与评估

（一）临床分类

1.急性左心衰竭

是由肺瘀血所致呼吸困难，严重者可出现急性肺水肿和心源性休克。呼吸困难是左心衰竭的最早和最常见的症状，主要由于急性或慢性肺瘀血和肺活量减低所引起，阵发性夜间呼吸困难是左心衰竭的一种表现，患者常在熟睡中憋醒，有窒息感，被迫坐起，咳嗽频繁，出现严重的呼吸困难。咳嗽和咯血是左心衰竭的常见症状。还可有疲乏无力、失眠、心悸等。

2.急性右心衰竭

常见因右心室梗死和急性大块肺栓塞。上腹部胀满是右心衰竭较早的症状，常伴有食欲不振，恶心，呕吐及上腹部胀痛。颈静脉怒张是右心衰竭的一个较明显征象。心衰性水肿多先见于下肢，呈凹陷性水肿，重症者可波及全身，下肢水肿多于傍晚出现或加重，休息一夜后可减轻或消失。右心衰竭者多有不同程度的发绀。可有神经过敏、失眠、嗜睡等神经系统症状。

3. 急性全心衰竭

可同时存在左、右心衰竭的临床表现，也可以左或右心衰竭的临床表现为主。

三、诊断依据

（一）典型症状及体征

患者常突然感到极度呼吸困难，迫坐呼吸，恐惧表情，烦躁不安，频频咳嗽，咯大量白色或血性泡沫状痰液，严重时可有大量泡沫样液体由鼻涌出，面色苍白，口唇青紫，大汗淋漓，四肢湿冷，两肺满布湿啰音，心脏听诊可有舒张期奔马律，脉搏增快，可呈交替脉，血压下降，严重者可出现心源性休克。急性心衰发病急骤，可以在几分钟到几小时（如AMI引起的急性心衰），或数天至数周内恶化。患者的症状也可有所不同，从呼吸困难、外周水肿加重到威胁生命的肺水肿或心源性休克均可出现，急性心衰症状也可因不同病因和伴随临床情况而不同。

（二）临床特点

1. 病史

大多数患者有心脏疾病史。冠心病、高血压和老年性退行性心瓣膜病为老年人的主要病因；风湿性心瓣膜病、扩张型心肌病、急性重症心肌炎等常为年轻人的主要病因。

2. 早期表现

心功能正常的患者出现原因不明的疲乏、运动耐力明显减低、心率增加 15~20 次/min，继而出现劳力性呼吸困难、夜间阵发性呼吸困难、不能平卧等；检查可发现左心室增大、舒张早期或中期奔马律、两肺底部有湿性啰音，还可有干啰音和哮鸣音，提示已有左心功能障碍。

3. 急性肺水肿

起病急骤，病情可迅速发展至危重状态。突发严重呼吸困难、端坐呼吸、喘息不止、烦躁不安，并有恐惧感，呼吸频率可达 30~50 次/min；频繁咳嗽并咯出大量粉红色泡沫样痰；听诊心率快，心尖部常可闻及奔马律；两肺满布湿啰音和哮鸣音。

4. 心源性休克

①低血压持续 30min 以上，收缩压降至 90mmHg 以下，或原有高血压的患者收缩压降低 ≥ 60mmHg。②血液动力学障碍：肺毛细血管楔压（PCWP）≥ 18mmHg，心脏指数 ≤ 2.2L/（min·m²）（有循环支持时）或 1.8L/（min·m²）（无循环支持时）。③组织低灌注状态：可有皮肤湿冷、苍白和发绀；心动过速 >110 次/min；尿量明显减少（<20mL/h），甚至无尿；意识障碍，收缩压低于 70mmHg，可出现抑制症状，逐渐发展至意识模糊甚至昏迷。④代谢性酸中毒和低氧血症。

（三）辅助检查

1. 心电图

心力衰竭患者一般均有心电图异常，有心律失常或怀疑存在无症状性心肌缺血时应行24h动态心电图监测。

2. X线胸片

可提供心脏扩大、肺淤血、肺水肿及肺部疾病的信息。

3. 血浆利钠肽

可用于心力衰竭的诊断和鉴别诊断、危险分层、预后评价，急性心力衰竭患者N末端B型利钠肽原>5000pg/mL提示短期死亡率较高，N末端B型利钠肽原>1000pg/mL提示远期死亡率较高。

4. 超声心动图

测量LVEF可反映左心室功能。

5. 实验室检查

包括全血细胞计数、尿液分析、血生化（钠、钾、钙、尿素氮、肌酐、转氨酶、胆红素、血清铁/总铁结合力）、心肌酶、空腹血糖、糖化血红蛋白、血脂等，病程中还需重复测定电解质、肾功能、评估肾小球滤过率等。

6. 其他

特殊情况下可予冠状动脉造影、核素心室造影及核素心肌灌注和（或）代谢显像核素、心脏磁共振成像、负荷超声心动图运动或药物负荷试验、经食管超声心动图、心肌活检、左心和右心导管等。

总之，根据基础心血管疾病、诱因、临床表现以及辅助检查可做出急性心衰的诊断。

四、救治措施

（一）救治原则

急性心力衰竭是危急重症，应积极迅速抢救，改善急性心衰症状，稳定血液动力学状态，维护重要脏器功能，避免急性心衰复发，改善远期预后。确诊后应采取规范的处理流程，先进行初始治疗，继以进一步治疗。

（二）具体措施

1. 减少静脉回流

患者取坐位或卧位，双腿下垂，以减少静脉回流。

2. 吸氧

立即加压高流量给氧每分钟6~8L，可流经25%~70%乙醇后用鼻管吸入，加压可减少肺泡内液体渗出，乙醇能降低泡沫的表面张力使泡沫破裂，从而改善通气，也可使用有机硅消泡剂消除泡沫。

3. 镇静

皮下或肌内注射吗啡 5~10mg 或杜冷丁 50~100mg，使患者安静，扩张外周血管，减少回心血量，减轻呼吸困难。必要时每隔 15min 重复 1 次，共 2~3 次。年老体弱者减量，颅内出血、意识障碍、已有呼吸抑制、休克或合并肺部感染者禁用。

4. 快速利尿

静脉给予呋塞米20~40mg，4h后可重复1次；初发AHF或未应用利尿剂维持的患者，可静脉给予呋塞米40mg；持续性心衰或口服利尿剂维持治疗的患者，可给予与口服剂量相当的呋塞米快速静注。以此扩张静脉，减少血容量，减轻心脏负荷，有利于肺水肿的缓解。

5. 血管扩张剂

脉血管扩张剂是 AHF 患者第二位常用药物，能降低心室负荷，降低肺循环压力，从而缓解肺淤血。静脉滴注硝普钠（12.5~25 μg/min）（严密监测血压，根据血压调整用量，维持收缩压在 100mmHg 左右，对原有高血压者降压幅度不超过 80mmHg，维持量 50~100 μg/min，用药时间不宜连续超过 24h）、硝酸甘油（先以 10 μg/min 开始，每10min 调整 1 次，每次增加 5~10 μg，以血压达上述水平为宜）或酚妥拉明（以 0.1mg/min 开始，每 5~10min 调整 1 次，最大可至 1.5~2.0mg/min，监测血压同前）。应注意勿引起低血压，也可舌下含化硝酸甘油或二硝酸异山梨醇。

6. 强心药

如近期未用过洋地黄类药物者，可静脉注射快速作用的洋地黄类制剂，如西地兰（首剂 0.4~0.6mg 静脉注射，2h 后可酌情再给 0.2~0.4mg），除伴有心室率快的心房颤动外，不用强心药，以免因右心室输出量增加而加重肺充血。

7. 氨茶碱

对伴有支气管痉挛者可选用，氨茶碱 0.25g 加入 10% 葡萄糖液 20mL 稀释后静脉缓慢注入，继以 0.5mg/（kg·h）维持。12h 后减至 0.1 mg/（kg·h）。可减轻支气管痉挛，扩张冠状动脉和加强利尿。可引起室性早搏或室性心动过速，应慎用。

8. 症状缓解

急性期症状缓解后，应针对原有疾病和诱因进行治疗。

五、中医中药

本病属中医学"暴喘""心悸""胸痹"等范畴。由张伯礼、薛博瑜主编的"十二五"

规划教材《中医内科学》首次在心系疾病增加心衰病病名，回顾中医对心力衰竭的认识过程，心衰一词，即使从中医的角度而言，也能较好地揭示心力衰竭的临床特点、主要病机及转归预后，且易为中医、西医学术界所接受。

（一）论治原则

本病基本中医证候特征为本虚标实，虚实夹杂，且波及多脏，临床当以虚实为纲，治则应补虚、化瘀、蠲饮、利水为法。

（二）分证论治

1. 痰瘀内阻证

主证：心悸气短，动则尤甚，肢体浮肿，按之没指，双下肢为甚，面色晦暗，口唇、爪甲青紫，咳嗽痰多，甚则咯血，颈脉怒张；舌紫暗，体大有齿痕，苔腻，脉沉涩或结代。

治法：化瘀利水。

处方：血府逐瘀汤合苓桂术甘汤加减。

组成：当归、生地、川芎、桃仁、红花、枳壳、赤芍、柴胡、桔梗、牛膝、桂枝、泽泻、茯苓、白术等。

中成药：丹参滴丸 3 丸，每日 3 次，舌下含服；六神丸 10 粒，每日 3 次，口服；速效救心丸 4 粒，每日 3 次，舌下含服；麝香保心丸 5 粒，每日 4 次，口服；复方丹参注射液 20~40mL，加入 5% 葡萄糖注射液 250mL，每日 1~2 次，静脉滴注；醒脑静注射液 20~30mL，加入 5% 葡萄糖注射液 250mL，每日 1~2 次，静脉滴注。

针灸：取列缺、内关，毫针刺法，用泻法。

其他：双肺俞、厥阴俞，取肝素 2mL，每穴 1mL 注射；醒脑静注射液 1mL，内关、神门、膻中、肺俞，分别注射。

2. 痰水凌心证

主证：心悸气短，咳吐痰涎，胸脘痞满，口干渴，不欲饮，尿少浮肿，颜面虚浮；舌质暗淡，体大有齿痕，苔白滑或厚，脉滑数。

治法：豁痰利水。

处方：葶苈大枣泻肺汤合皂角丸加减。

组成：葶苈、大枣、皂角等。

中成药：灯盏细辛注射液，每次20~40mL，加入生理盐水250mL，每日1~2次，静脉滴注。

3. 虚证

主证：心悸喘促，不能平卧，全身浮肿，尿少，脘腹胀满，肢冷畏寒，腰膝酸软，食少恶心；舌淡体大，有齿痕，苔白润，脉沉无力，或数疾、结、促。

治法：温阳利水。

处方：真武汤加减。

组成：附子、茯苓、白术、白芍、生姜、葶苈子、黄芪等。

中成药：参附注射液 10~30mL，加入 5% 葡萄糖注射液 250mL，每日 1~3 次，静脉滴注；参麦注射液 50~100mL，加入 5% 葡萄糖注射液 250mL，每日 1~3 次，静脉滴注。

针灸：大艾灸炷灸神阙、关元。

第四节　恶性心律失常

一、概　述

心律失常（arrhythmia）是指心脏冲动的起源部位、频率、节律、传导速度与激动次序的异常。多为良性，少数为恶性。恶性心律失常是指可引起严重血流动力学后果的心律失常。通常以突发性晕厥、低血压、休克、意识障碍和严重心力衰竭为主要临床表现，是导致心源性猝死的常见原因之一。常起病急，发展快，且患者多合并明确的器质性心脏病，如心力衰竭、心肌病、冠心病等。因此，是危及生命的主要心血管急症之一。

二、诊断与评估

（一）临床类型

恶性心律失常也称致命性心律失常，包括：

（1）阵发性室上性心动过速。

（2）频率在 230bpm 以上的单形性室性心动过速。

（3）心室率逐渐加速的室性心动过速，有发展成心室扑动和（或）心室颤动的趋势。

（4）室性心动过速伴血流动力学紊乱，出现休克或左心衰竭。

（5）多形性室性心动过速，发作时伴晕厥。

（6）特发性心室扑动和（或）心室颤动。

（7）严重的缓慢型心律失常。

（二）临床症状

根据心律失常类型的不同，其临床表现各异。

1.血流动力学稳定的单形性室性心动过速

心悸、胸闷、伴或不伴乏力。

2. 多形性室性心动过速

心悸、胸闷、乏力，发作性头晕，重者出现昏厥、休克，甚至猝死。

3. 心室纤颤或无脉性室速、室颤

一旦发生立即出现意识丧失、抽搐等血流动力学障碍的表现，继之循环、呼吸停止。

（三）体　征

除基础病的体征外，根据心律失常的类型不同，体征不同，可分为：

1. 血流动力学稳定的单形性室性心动过速

心率在 100~250bpm，心律可规则或略不规则，心尖部第一心音强弱不等并可有心音分裂。

2. 多形性室性心动过速

出现血流动力学障碍时血压下降，老年患者可出现意识模糊。

3. 心室纤颤或无脉性室速、室颤

患者意识丧失，血压下降，大动脉搏动和心音消失。

（四）诊　断

1. 阵发性室上性心动过速

临床特点：

突然发作并突然终止，发作可持续数秒钟、数小时或数日，部分患者发作时可伴有晕厥先兆或晕厥。

心电图特点：

①一系列很快的房性或交界性早搏，心率为 160~220bpm，节律规整。②P 波形态不同于窦性 P 波，或与 T 波融合，难以辨别有无 P 波，如能辨认时，P 波在 Ⅱ、aVF 导联直立，P-R 间期 >0.12s 可认为是房性阵速，若 P 波为逆行性，P-R 间期 <0.12s，R-P 间期 <0.20s者，则为交界性阵速。③QRS 波群形态基本正常，偶可因差异性心室传导而增宽，可有继发性 ST-T 改变。

2. 阵发性室性心动过速

临床特点：

为突发突止的心动过速，发作时心排血量减少，症状取决于心室率及持续时间，短暂（小于 30s）症状不明显，持续 30s 以上者有心排血不足表现包括气急、少尿、低血压、心绞痛或晕厥。

心电图特点：

①相当于一系列很快的室早，心率为 150~200bpm，节律可略不规则。②QRS 波群畸形而增宽（>0.12s），有继发的 ST-T 改变（ST 段下移，T 波与 QRS 波群主波的方向相反）。

③ P 波常埋于心室综合波内，有时可见频率较慢的窦性 P 波与 QRS 波群无固定关系（房室分离）。④ 心室夺获、室性融合波。

3. 尖端扭转型室速

临床特点：

尖端扭转型室速是较为严重的一种室性心律失常，发作时呈室性心动过速特征，QRS 波的尖端围绕基线扭转，典型者多伴有 Q-T 间期延长。其发生机理与折返有关，因心肌细胞传导缓慢、心室复极不一致引起。常反复发作，易致昏厥，可发展为室颤致死。常见病因为各种原因所致的 Q-T 间期延长综合征、严重的心肌缺血或其他心肌病变、使用延长心肌复极药物（如奎尼丁、普鲁卡因酰胺、胺碘酮等）以及电解质紊乱（如低钾、低镁）。

心电图特点：

基础心律时 Q-T 间期延长、T 波宽大、U 波明显、TU 融合。室速常由长间歇后舒张早期室早（RonT）诱发。室速发作时心室率多在 200 次 /min，宽大畸形、振幅不一的 QRS 波群围绕基线不断扭转其主波的正负方向，每连续出现 3~10 个同类的波之后就会发生扭转，翻向对侧。

4. 心室扑动、心室颤动

临床特点：心室扑动与颤动是急诊急救中最危重的心律失常，如处理不及时或处理不当可使患者在短时间内致命，故又称为临终心律。发生室扑及室颤时，心脏失去排血功能，患者有晕厥及阿斯综合征表现。

心电图特点：

（1）心室扑动：无正常 QRS-T 波群，代之以连续快速而相对规则的大振幅波动，频率多在 200~250 次 /min，室扑常为暂时性，大多数转为室颤，是室颤的前奏。室扑与室速的辨认在于后者 QRS 与 T 波能分开，波间有等电位线且 QRS 时限不如室扑宽。

（2）心室颤动：心电图表现为形状不同、大小各异、极不匀齐的快速频率波形，频率多在 250~500 次 /min。根据室颤波振幅可分为粗颤型（室颤波幅 ≥ 0.5mV）和细颤型（室颤波幅 <0.2mV），预示患者存活机会极小，往往是临终前改变。室颤与室扑的区别在于前者波形及节律完全不规则，且电压较小。

5. 预激综合征伴快速性心律失常

临床特点：

预激综合征又称 WPW 综合征，是指患者除正常的房室传导途径外还存在附加的房室旁路，其心电图有预激表现，临床上有心动过速发作。预激本身不引起症状，但由于房室之间存在附加通道，常可发生严重心律失常，频率过快的心动过速尤其是持续发作的房颤，冲动经不应期短的旁路下传，预激综合征合并室上性心动过速，临床以顺向型房室折返性心动过速最为常见，其次为心房颤动及逆向型或预激性房室折返性心动过速。

心电图特点：

（1）预激综合征合并室上性心动过速。

①顺向型房室折近性心动过速：呈反复发作性，频率在 180~260 次 /min 以上，节律规整，QRS 波群形态正常（伴束支传导阻滞或室内差异性传导时 QRS 波群可增宽），常伴有 QRS 波电交替和（或）心动周期长短交替。②逆向型或预激性房室折返性心动过速：心室率常大于 200 次 /min，delta 波明显，QRS 波群宽大畸形，若不经电生理检查，此型极易与室速混淆，应引起注意。

（2）预激综合征并发房颤。

大致可分为房室结 – 希浦系统前传优势型、旁路前传优势型和中间型三种。其中旁路前传优势型患者因旁路前传能力强或因误用了房室阻滞剂(洋地黄、β 阻滞剂、钙离子抗剂）使房室结 – 希浦系统前传封闭，冲动仅能或主要经旁路下传，由于其不应期短，心室率极快（大于 200 次 /min），QRS 波群呈完预激形，极少数呈部分预激或室上性，血流动力学改变较明显，易诱发室颤而危及生命。

6. 严重的缓慢型心律失常

临床特点：严重的缓慢型心律失常主要包括急性窦房结功能不全、窦房传导阻滞、Ⅱ度Ⅱ型房室传导阻滞、高度房室传导阻滞及Ⅲ度房室传导阻滞。这类心律失常往往对患者血流动力学产生明显影响，患者可感头晕、乏力、胸闷、心悸、黑蒙，有可能发生阿斯综合征，甚至猝死。Ⅲ度房室传导阻滞听诊可有心音和脉搏脱落，或心律缓慢（30~40 次 /min），第一心音强弱不等，偶闻大炮音。

心电图特点：

（1）窦房传导阻滞：Ⅱ度窦传导房阻滞系在规律的窦性心律中突然出现一个漏搏间歇，这一长间歇恰等于正常窦性 P–P 的倍数，此称 Morbiz Ⅱ型；另一种窦房传导逐渐延缓，直到出现一次漏搏，由于每次窦房传导时间增量递减，故 P–P 间隔反而逐渐缩短，于出现漏搏后又突然增长（文氏现象），称为 Morbiz Ⅰ型。Ⅲ度窦房传导阻滞表现为较正常 P–P 间期显著长的间期内无 P 波发生，或 P–QRS 均不出现，长的 P–P 间期与基本的窦性 P–P 间期无倍数关系，其与窦性静止较难鉴别。

（2）Ⅱ度Ⅱ型房室传导阻滞：又称 Morbiz Ⅱ型，表现为 P–R 间期恒定（正常或延长），几个 P 波之后脱落一个 QRS 波，呈 3：2、4：3 等传导阻滞。Ⅱ度Ⅱ型易发展成Ⅲ度。

（3）高度房室传导阻滞：连续出现两次或两次以上的QRS波群脱漏者称之，例如 3：1、4：1房室传导阻滞。

（4）Ⅲ度房室传导阻滞：又称完全性房室传导阻滞，P波与QRS波无固定关系，P-P间期相等，房率高于室率，QRS波群高于室率，QRS波群形态取决于起搏点部位，频率20~40次/min。心房颤动时，如果心室律慢而绝对规则，即为房颤合并Ⅲ度房室传导阻滞。

三、救治措施

（一）治疗原则

（1）急诊治疗的目标——终止发作和预防复发。

在急性期预防发作，目前基本是靠药物。急诊应用的抗心律失常药，有终止发作的可能，但更多的意义是建立预防。

关于终止发作，根据目前国际心肺复苏指南，血流动力学不稳定的心律失常一律应该使用电复律，无效者可用药物改善电复律治疗的效果。可以用胺碘酮、普鲁卡因胺、利多卡因和镁剂。血流动力学稳定者，可考虑先使用药物。

（2）积极治疗基础心脏病，纠正和预防诱发或触发因素。

（3）尽快终止心律失常发作，建立稳定的窦性心律和稳定的血流动力学状态。

（4）积极持久的药物和非药物干预，防止心律失常再发。

（二）具体措施

1. 阵发性室上性心动过速

（1）机械刺激迷走神经的方法。

（2）抗心律失常药物的应用。

维拉帕米：5mg稀释后静脉注射（5min），发作中止即停止注射，15min后未能转复可重复1次。

普罗帕酮：70mg稀释后静脉注射（5min），10~20min后无效可重复1次。

三磷酸腺苷：10~20mg稀释后快速静脉注射，5~10s内注射完毕，3~5min后未复律者可重复1次。

洋地黄：西地兰0.4mg稀释后缓慢静脉注射，2h后无效可再给0.2~0.4 mg；室上速伴心功能不全者首选，不能排除预激综合征者禁用。

（3）电复律：药物无效且发生明显血流动力学障碍者，可考虑同步直流电复律，能量不超过30J，洋地黄中毒者禁忌。

（4）射频消融治疗。

2. 阵发性室性心动过速

（1）常用药物

利多卡因：为首选药，50~100mg静脉注射，1~2min注完，必要时5~10min后再给 50mg，直至心律转复或总量达 300mg 为止，有效后以 1~4mg/min 的速度静脉滴注 24~48h。

胺碘酮：3mg/kg 稀释后缓慢静脉注射，或以 5~10mg/kg 加入液体 100mL 中于 30min 内静脉滴注或至发作停止，一般一日量不超过 300~450mg。主要禁忌有严重心动过缓、高度房室传导阻滞等。

普罗帕酮：以 1.0~1.5mg 静脉滴注维持。禁忌证有重度心衰、严重心动过缓、窦房、房室、室内传导阻滞等。

普鲁卡因酰胺：100mg 静脉注射，3~5min 注完，每隔 5~10min 重复 1 次，直至心律失常被控制或总量达 1000mg，有效后以 1~4mg/min 的速度静脉滴注维持，如出现血压下降应立即停止注射。

苯妥英钠：最佳适应证为洋地黄中毒者。可用 100~250mg 加入注射用水 20~40mL 中缓慢静脉注射（5min 以上），必要时 10min 后可重复静脉注射 100mg，总量 2h 内不宜超过 500mg，一日量不超过 1000mg。禁忌证：低血压、高度房室传导阻滞（洋地黄中毒例外）、严重心动过缓等。

（2）电复律：对室速伴有明显血流动力学障碍、药物治疗无效，以及室速持续时间超过 2h 者有指征应用同步直流电复律，初次能量为 5J，转复不成再加大能量至 100~200J。

3. 尖端扭转型室速 (TdP)

（1）间歇性依赖性 TdP。

静脉滴注氯化钾或硫酸镁。

异丙肾上腺素：1~4μg/min 静脉滴注，随时调整剂量，使心率维持在 90~110bpm。

发作时，可试用 Id 类抗心律失常药物如利多卡因、苯妥英钠。

若持续时间长（数分钟以上）应按心搏骤停原则救治，有室颤倾向者，可用低能量电复律。

对顽固发作伴严重心动过缓、严重传导阻滞者，药物应用有矛盾，宜安装永久调搏器。

（2）肾上腺素能依赖性 TdP。

β受体阻滞剂为首选药物，常用美托洛尔 25~50mg，每日 2~3 次，口服，或普萘洛尔 10~30mg，每日 3 次，口服。

对口服药无效的持续发作者可采用直流电复律或安装永久性起搏器。

应避免剧烈体力活动及精神刺激，禁用延长心室复极和儿茶酚胺类药物。

4. 心室扑动、心室颤动

（1）紧急非同步直流电转复为唯一的治疗手段，能量从 200~360J 进行电除颤，若室颤波甚细，可静脉注射肾上腺素 1~3mg，使室颤波变粗，有利除颤成功。

（2）在没有除颤设备时，应在 1min 内心肺复苏，同时可药物除颤，方法同室速。

5. 预激合并房颤

（1）药物治疗。

主要作用于房室结的药物：常用普萘洛尔（3~5mg稀释后缓慢静注）、三磷酸腺苷（20~40mg快速静注，3~5min后可重复1次）、洋地黄（西地兰0.4mg稀释后缓慢静注，2h后无效可追加0.2mg）、维拉帕米（5~10mg稀释后静注，30min后可重复1次）等。但对逆向型折返性心动过速和旁路下传为主的房颤，不用普萘洛尔及三磷酸腺苷，禁用洋地黄和维拉帕米。主要作用于旁路的药物：选用普罗帕酮（1.0~1.5mg/kg静注，20min后可重复）或普鲁卡因酰胺（50~100mg静注，5~10min 1次，直至有效或总量达1000mg）。作用于房室结和旁路的药物：常用普罗帕酮、氯卡尼和胺碘酮等。

（2）直流电复律。

伴有明显血流动力学障碍首选电复律，对药物疗效不佳或缺乏有效药物时也可用，电击能量一般选 100~150J。

6. 缓慢型恶性心律失常

（1）药物治疗。

异丙肾上腺素：1~4μg/min 静脉滴注，控制滴速使心率维持在 60bpm 左右。该药适用于任何部位的房室传导阻滞。心绞痛、急性心肌梗死或心衰者慎用或禁用。阿托品：1~2mg 加入 205~500mL 液体中静脉滴注，也可以 0.5~1.0mg 皮下注射或静脉注射。青光眼者禁用。糖皮质激素：地塞米松 10~20mg 静脉滴注。

碱性药物：碳酸氢钠或乳酸钠。

（2）心脏起搏器治疗。

药物治疗无效的各种严重缓慢型心律失常应考虑植入永久性起搏器治疗。

四、中医中药

中医学无"恶性心律失常"的命名，本病在中医学中可归属于"心悸""怔忡""眩晕""昏厥"等范畴。根据本病临床特点可参照"心悸"进行辨证施治，同时结合辨病进行诊治。

（一）论治原则

本病应分虚实论治，虚则补之，实则泻之。但本病以虚实夹杂多见，虚实主次、缓急各有不同，治当相应兼顾。

（二）分证论治

1. 痰瘀内阻证

主证：心悸怔忡，胸闷痛，痰多气短，伴有困倦、恶心吐涎，纳呆便溏；舌质淡紫或紫暗，舌下脉络迂曲，苔白腻，脉弦滑或结代。

治法：益阳养心、祛痰宽胸。

处方：瓜蒌并陈汤加减。

组成：瓜蒌、陈皮、桂枝等。

2. 心血瘀阻证

主证：心悸气短、胸背痛、有瘀斑；舌质暗红，或有瘀点、瘀斑，脉涩或结代。

治法：温通气脉、活血化瘀。

处方：桃仁红花汤加减。

组成：丹参、红花、桃仁、芍药、川芎、炙甘草等。

3. 心气不足证

主证：心悸怔忡，头晕、气短、倦怠；舌淡，苔薄白，脉象结代凝涩细弱。

治法：安心凝神、益气补阴。

处方：补心丹加减。

组成：桂枝、甘草、五味子、黄芪、茯苓、大枣等。

4. 心脾两虚证

主证：心悸气短，头晕乏力，面色不华，腹胀纳呆；舌淡苔薄白，脉细弱结代。

治法：养血和脉、补益心脾。

处方：归脾汤加减。

组成：黄芪、当归、人参、茯苓、白术、蜜远志、龙眼肉、木香、酸枣仁、甘草等。

5. 气阴两虚证

主证：心悸气短，体倦乏力，少寐多梦，心烦，自汗盗汗，口干；舌红少苔，脉细数无力。

治法：补气养阴。

处方：炙甘草汤加减。

组成：炙甘草、地黄、党参、麦冬、当归等。

6. 心肾阳虚证

主证：心悸气短、下肢及眼睑浮肿、面无血色、四肢冰冷；舌淡苔白，脉沉细或无力。

治法：暖补心肾

处方：真武汤加减

组成：附子、茯苓、白术、白芍、干姜、黄芪等。

（三）常用中成药

1.中药注射液

（1）参麦注射液：每次20~50mL，加入5%葡萄糖注射液250mL中，静脉滴注，每日1次。益气固脱；养阴生津，生脉。用于治疗气阴两虚型的心律失常。

（2）参附注射液：每次20~40mL，加入5%葡萄糖注射液250mL中，静脉缓慢滴注，每日1次。回阳救逆，益气固脱。主要用于阳虚（气虚）所致的惊悸、怔忡。

2.口服中成药

（1）稳心颗粒（主要成分：党参、黄精、三七、琥珀、甘松等）：益气养阴，定悸复脉，活血化瘀。主治气阴两虚兼心脉瘀阻所致的心悸不宁，气短乏力，头晕心烦，胸闷胸痛。适用于各种原因引起的早搏、房颤、窦性心动过速等心律失常。开水冲服。每次1袋，每日3次。或遵医嘱。

（2）参松养心胶囊（山茱萸、酸枣仁、土鳖虫、甘松、黄连、龙骨、人参、独活、丹参、赤芍等）：益气养阴，活血通络，清心安神。口服，每次2~4粒，每日3次。4周为一疗程，或遵医嘱。

第五节　急性冠状动脉综合征

一、概　述

急性冠状动脉综合征（ACS）是以冠状动脉粥样硬化斑块破裂或侵袭，继发完全或不完全闭塞性血栓形成病理基础的一组临床综合征，包括ST段抬高心肌梗死（STEMI）、非ST段抬高性心肌梗死（NSTEMI）和不稳定型心绞痛（UAP）。根据患者发病时的心电图ST段是否抬高，可将ACS分为急性ST段抬高心肌梗死（STEMI）和非ST段抬高性急性冠状动脉综合征（NSTE-ACS）。

ACS是一种常见的严重的心血管疾病，是冠心病的一种严重类型。常见于老年男性及绝经后女性、吸烟、高血压、糖尿病、高脂血症、腹型肥胖及有早发冠心病家族史的患者。ACS患者常常表现为发作性胸痛、胸闷等症状，可导致心律失常、心力衰竭，甚至猝死，严重影响患者的生活质量和寿命。如及时采取恰当的治疗方式，则可大大降低病死率，并减少并发症，改善患者的预后。

二、诊断依据

（一）症 状

1.典型症状：发作性胸骨后闷痛，压榨感、紧缩感、压迫感，可向左上臂、下颌、颈、背、肩部或左前臂尺侧放射，呈间断性或持续性，伴有烦躁不安、出汗、呼吸困难、窒息感，甚至晕厥等，持续＞10~20min，含硝酸甘油不能完全缓解时常提示急性心肌梗死（AMI）。部分患者在AMI发病前数日有乏力，胸部不适，活动时心悸、气急、烦躁、心绞痛等前驱症状。

2. 不典型表现：有牙痛、咽痛、上腹隐痛、消化不良、胸部针刺样痛或仅有呼吸困难等，或是出现无明显原因的面色苍白、血压下降、大汗淋漓，脉搏细弱等。

（二）体 征

大多数 ACS 患者无明显的体征。

重症患者可出现皮肤湿冷、面色苍白、烦躁不安、颈静脉怒张等，听诊可闻及肺部啰音、心律不齐、心脏杂音、心音分裂、第三心音、心包摩擦音和奔马律。

（三）辅助检查

1. 心电图

STEMI：

宽而深的 Q 波（病理性 Q 波）或 QS 波，在面向坏死区周围心肌损伤区的导联上出现；ST 段抬高呈弓背向上型，在面向透壁心肌坏死区的导联上出现；T 波倒置，在面向损伤区周围心肌缺血区的导联上出现。在背向梗死区的导联则出现相反的改变，即 R 波增高、ST 段压低和 T 波直立并增高。

NSTE-ACS：

ST-T 波动态变化是 NSTE-ACS 最有诊断价值的心电图异常表现。发作时可记录到一过性 ST 段改变（常表现 2 个或以上相邻导联 ST 段下移 ≥ 0.1mV），症状缓解后 ST 段缺血性改变改善，或者发作时倒置 T 波是"伪正常化"，发作后恢复至原倒置状态更具有诊断意义，并提示有急性心肌缺血或严重冠脉疾病。

2. 实验室检查

AMI时会出现心肌损伤标志物的升高，且其增高水平与心肌梗死范围及预后明显相关。

（1）肌钙蛋白 I（cTnI）或 T（cTnT）。

最为特异和敏感，起病3~4h后升高，cTnI于11~24h达高峰，7~10d降至正常，cTnT于24~48h达高峰，10~14d降至正常。STEMI持续升高7~10d，NSTEMI持续升高48h。

（2）肌酸激酶同工酶 CK-MB。

起病后 4h 内增高，16~24h 达高峰，3~4d 恢复正常。其增加的程度能较准确反映梗死的范围。

（3）超声心动图。

AMI 及严重心肌缺血时可见室壁节段性运动异常。同时，有助于了解左心室功能，诊断室壁瘤和乳头肌功能失调等。

（4）其他：心电向量改变，放射性核素检查，核磁共振成像等。

（四）诊断标准

当有典型的缺血性胸痛症状或心电图动态改变而无心肌坏死标志物升高时，可诊断为心绞痛。存在下列任何一项时，可以诊断心肌梗死。

（1）心脏生物标志物（最好是肌钙蛋白）增高或增高后降低，至少有 1 次数值超过正常上限，并有以下至少 1 项心肌缺血的证据。

①心肌缺血临床症状。②心电图出现新的心肌缺血变化，即新的 ST 段改变或左束支传导阻滞（按心电图是否有 ST 段抬高，分为 STEMI 和 NSTEMI）。③心电图出现病理性 Q 波。④影像学证据显示新的心肌活力丧失或区域性室壁运动异常。

（2）突发、未预料的心源性死亡。

（3）基线肌钙蛋白正常、接受经皮冠状动脉介入治疗（PCI）的患者，心脏生物标志物升高超过正常上限为围手术期心肌坏死，心脏生物标志物升高超过正常上限的 3 倍为 PCI 相关的心肌梗死。

（4）基线肌钙蛋白值正常、行冠状动脉旁路移植术（CABG）患者，心脏生物标志物升高为围手术期心肌坏死，心脏生物标志物升高超过正常上限的 5 倍并发生新的病理性 Q 波或新的左束支传导阻滞，或冠状动脉造影证实新移植的或自身的冠状动脉闭塞，或有心肌活力丧失的影像学证据，为与 CABG 相关的心肌梗死。

（5）有 AMI 的病理学发现。

（五）鉴别诊断

1. 稳定型心绞痛

胸痛常由体力劳动或情绪激动（如愤怒、焦急、过度兴奋等）所诱发，饱食、寒冷、吸烟、心动过速、休克等亦可诱发。疼痛多发生于劳力或激动的当时，而不是在一天劳累之后。典型的心绞痛常在相似的条件下重复发生，但有时同样的劳力只在早晨而不在下午引起心绞痛。疼痛出现后常逐步加重，然后在 3~5min 内渐消失。停止原来诱发症状的活动或舌下含用硝酸甘油能在几分钟内使之缓解。

2. 主动脉夹层

胸痛一开始即达高峰，常放射到背、肋、腹、腰和下肢，两上肢的血压和脉搏可有明显差别，可有主动脉瓣关闭不全的表现，偶有意识模糊和偏瘫等神经系统受损症状。但无血清心肌坏死标记物升高等可资鉴别。二维超声心动图检查、X线或磁共振体层显像有助于诊断。

3. 急性肺动脉栓塞

可发生胸痛、咯血、呼吸困难和休克。但有右心负荷急剧增加的表现如发绀、肺动脉瓣区第二心音亢进、颈静脉充盈、肝大、下肢水肿等。心电图示 I 导联 S 波加深，III 导联 Q 波显著 T 波倒置，胸导联过渡区左移，右胸导联 T 波倒置等改变。

4. 急腹证

急性胰腺炎、消化性溃疡穿孔、急性胆囊炎、胆石症等，均有上腹部疼痛，可能伴休克。仔细询问病史、做体格检查、心电图检查、血清心肌酶和肌钙蛋白测定可协助鉴别。

5. 急性心包炎

心包炎的疼痛与发热同时出现，呼吸和咳嗽时加重，早期即有心包摩擦音，后者和疼痛在心包腔出现渗液时均消失；全身症状一般不如 AMI 严重；心电图除 aVR 外，其余导联均有 ST 段弓背向下的抬高，T 波倒置，无异常 Q 波出现。

三、救治措施

（一）处理原则

持续心电监测，及时发现和处理心律失常；维持血液动力学稳定；尽快给予再灌注治疗，使闭塞的血管迅速再通；降低心肌耗氧量，保护缺血心肌。

（二）急救措施

发生疑似急性缺血性胸痛症状时应立即停止活动、休息，并尽早住院，对无禁忌证的ACS患者应立即舌下含服硝酸甘油，每5min重复1次，总量不超过1.5mg。对于STEMI患者，采用溶栓或介入治疗（PCI）方式尽可能早地开通梗死相关动脉可明显降低死亡率、减少并发症、改善患者的预后。

（三）具体措施

药物治疗、手术治疗、介入治疗、其他治疗等。

（四）STEMI 的治疗

1. 住院后初始处理

所有STEMI患者到院后应立即给予吸氧和心电图、血压和血氧饱和度监测，伴有严重低氧血症者，需面罩加压给氧或气管插管并机械通气，镇痛治疗。

2. 溶栓治疗

在无禁忌证时，明确诊断后应立即（接诊后 30min 内）溶栓治疗。

3. 经皮冠状动脉介入（PCI）治疗

PCI 可快速有效开通梗死相关动脉，是 STEMI 急性期的首选治疗。

（1）直接 PCI。

如果即刻可行，且能及时进行（就诊 – 球囊扩张时间 <90min），对在发病 12h 内的 STEMI（包括正后壁心肌梗死）或伴有新出现或可能新出现左束支传导阻滞的患者应行直接 PCI。

年龄 <75 岁，在发病 36h 内出现休克，病变适合血管重建，并能在休克发生 18h 内完成者，应行直接 PCI，除非因为患者拒绝、有禁忌证和（或）不适合行有创治疗。

症状发作 12h、无症状、血液动力学和心电稳定的患者不宜行直接 PCI 治疗。

（2）转运 PCI。

高危 STEMI 患者就诊于无直接 PCI 条件的医院，尤其是有溶栓禁忌证或虽无溶栓禁忌证但已发病 >3h 的患者，可在抗栓（抗血小板或抗凝）治疗同时，尽快转运患者至可行 PCI 的医院。

4. 抗栓治疗

（1）抗血小板治疗。

常用环氧化酶抑制剂（阿司匹林：所有患者只要无禁忌证，均应立即口服水溶性阿司匹林或嚼服肠溶阿司匹林 300mg，继以 100mg/d 长期维持）；ADP 受体拮抗剂（氯吡格雷：在首次或再次 PCI 之前或当时应尽快服用氯吡格雷初始负荷量 300mg，拟直接 PCI 者最好 600mg）。住院期间，所有患者继续服用氯吡格雷 75mg/d。出院后，未置入支架患者，应使用氯吡格雷 75mg/d 至少 28d，条件允许者也可用至 1 年。

因急性冠脉综合征接受支架置入的患者，术后使用氯吡格雷 75mg/d 至少 12 个月。置入药物洗脱支架的患者可考虑氯吡格雷 75mg/d，15 个月以上。对阿司匹林禁忌者，可长期服用氯吡格雷；血小板抑制剂（GPⅡb/Ⅲa 受体拮抗剂：阿昔单抗，可选择性用于血栓负荷重的患者和噻吩并吡啶类药物未给予适当负荷量的患者）。

（2）抗凝治疗。

普通肝素、低分子量肝素、口服抗凝剂治疗等。

5. 抗缺血和其他治疗

（1）硝酸酯类。

如患者收缩压低于 90mmHg 或较基础血压降低 >30%、严重心动过缓或心动过速、拟诊右心室梗死，则不应使用硝酸酯类药物。

（2）β受体阻滞剂。

无该药禁忌证时，应于发病后24h内常规口服应用。

（3）血管紧张素转化酶抑制剂（ACEI）和血管紧张素Ⅱ受体阻滞剂（ARB）。

如无禁忌证，所有STEMI患者均应给予ACEI长期治疗。如果患者不能耐受ACEI，可考虑换用ARB。

（4）醛固酮受体拮抗剂。

对STEMI后左室射血分数（LVEF）≤0.4，有心功能不全或糖尿病，无明显肾功能不全、血钾小于等于5mmol/L的患者，应给予醛固酮受体拮抗剂。

（5）他汀类药物。

所有无禁忌证的STEMI患者入院后应尽早开始他汀类药物治疗，无须考虑胆固醇水平。所有心肌梗死后患者都应该使用他汀类药物，将低密度脂蛋白胆固醇水平控制在2.6mmol/L（100mg/dL）以下。

（6）冠状动脉搭桥术（CABG）。

对少数STEMI合并心源性休克不适宜PCI者，急诊CABG可降低病死率。机械性并发症（如心室游离壁破裂、乳头肌断裂、室间隔穿孔）引起心源性休克时，在急性期需行CABG和相应心脏手术治疗。

（7）治疗并发症。

6. NSTE-ACS 的治疗

（1）抗栓治疗：与STEMI相似。

（2）抗心肌缺血和其他治疗：与STEMI相似。

（3）PCI治疗：

①高危患者。

高危NSTE-ACS〔包括有血清cTn或心电图ST-T波变化，糖尿病、肾功能不全、心功能减退（LVEF<40%）、梗死后早期心绞痛、最近PCI、以往CABG史和中至高GRACE危险积分〕的患者主张于症状发生最初72h内行诊断性冠脉造影，然后根据病变情况做血运重建治疗。

②早期稳定患者。

发生临床事件高风险的NSTE-ACS患者，如无严重合并证或血运重建禁忌证，应及早冠脉造影或血运重建。最初稳定的高危NSTE-ACS患者，应早期介入（入院12~24h内）。最初稳定且无严重合并证和血运重建禁忌证的NSTE-ACS患者，最初可考虑保守治疗。

③低至中危患者。

低至中危且无症状复发的NSTE-ACS患者，行无创性心肌缺血评估。基于临床症状和冠脉病变严重性考虑心肌血运重建策略。

④严重并存疾病患者。

肝功能和肺功能衰竭或癌肿患者，不主张行早期诊断性冠脉造影和血运重建。

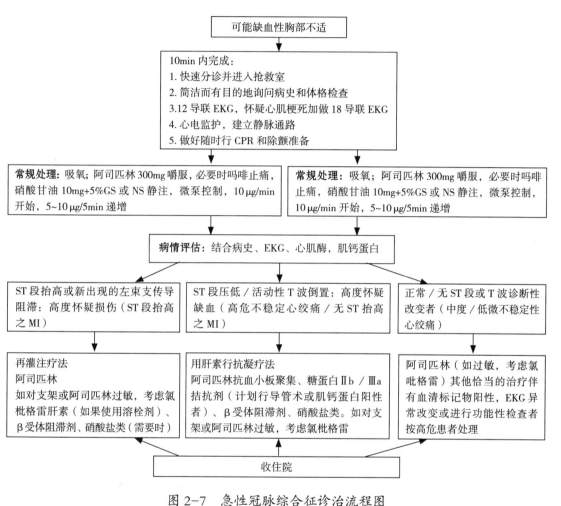

图 2-7　急性冠脉综合征诊治流程图

四、中医中药

本病属中医"胸痹、真心痛"范畴，其并发症属"心悸、喘证、厥脱"等范围。

（一）论治原则

本病病机为本虚标实，虚实夹杂，发作期以标实为主，缓解期以本虚为主。治疗原则应先治其标，后治其本，先从驱邪入手，然后再予扶正，必要时可根据虚实标本的主次，兼顾同治。标实当泻，本虚宜补。

（二）分证论治

1. 心血瘀阻证

主证：心胸阵痛，如刺如绞，固定不移，入夜为甚，甚则心痛彻背，背痛彻心，或痛引肩背，伴有胸闷心悸，面色晦暗，日久不愈，可因暴怒、劳累而加重；舌质紫暗，或有瘀斑，舌下脉络青紫，脉沉涩或结代。

治法：活血化瘀，通脉止痛。

处方：血府逐瘀汤加减。

组成：川芎、桃仁、红花、赤芍、柴胡、桔梗、枳壳、牛膝、当归、生地、降香、郁金等。

中成药：猝然心痛发作，可含化复方丹参滴丸、速效救心丸等活血化瘀、芳香止痛之品。

2. 寒凝心脉证

主证：猝然心胸痛如缩窄，心痛彻背，遇寒而作，甚则喘息不得卧，伴形寒肢冷，甚则手足不温，冷汗自出，胸闷气短，心悸，面色苍白；舌质淡，苔白滑，脉沉细或弦紧。

治法：辛温散寒，宣通心阳。

处方：枳实薤白桂枝汤合当归四逆汤加减。

组成：桂枝、细辛、薤白、瓜蒌、当归、芍药、甘草、枳实、厚朴、大枣等。

中成药：痛剧而四肢不温，冷汗自出，即刻舌下含化苏合香丸或麝香保心丸，芳香化浊，理气温通开窍。

3. 痰浊内阻证

主证：心胸闷重或如物压，而心痛微，气短喘促，多形体肥胖，肢体沉重，遇阴雨天而易发作或加重，伴有倦怠乏力，脘痞，纳呆便溏，痰多口黏；舌体胖大边有齿痕，苔浊腻或白滑，脉滑。

治法：通阳泄浊，豁痰宣痹。

处方：枳实薤白半夏汤合涤痰汤加减。

组成：瓜蒌、薤白、半夏、胆南星、竹茹、人参、茯苓、甘草、石菖蒲、陈皮、枳实等。

中成药：冠心苏合丸以芳香温通，豁痰开窍。

4. 心气虚弱证

主证：心胸隐痛，反复发作，胸闷气短，动则益甚，心悸易汗，倦怠懒言，面色㿠白；舌质暗或有齿痕，苔薄白，脉弱或结代。

治法：益气温阳，活血通脉。

处方：参附汤合人参养荣汤加减。

组成：人参、附片、桃仁、丹参、黄芪、当归、肉桂、甘草等。

中成药：益心口服液，麝香保心丸含服益气强心。

5.心肾阴虚证

主证：心胸隐痛憋闷，久发不愈，心悸盗汗，心烦少寐，腰膝酸软，头晕耳鸣，气短乏力；舌红少津，苔薄或少，脉细数或结代。

治法：滋阴益肾，养心活络。

处方：天王补心丹合炙甘草汤加减。

组成：生地、玄参、天冬、麦冬、人参、炙甘草、茯苓、柏子仁、酸枣仁、五味子、远志、丹参、当归、芍药、阿胶等。

中成药：滋心阴口服液，生脉注射液静脉注射。

6.心肾阳虚证

主证：心悸而痛，胸闷气短，遇寒加重，动则更甚，心痛彻背，形寒肢冷，自汗，腰酸乏力，面色㿠白，面浮足肿；舌淡胖，边有齿痕，苔白或腻，脉沉细迟。

治法：温补阳气，振奋心阳。

处方：参附汤合右归饮加减。

组成：人参、附子、肉桂、炙甘草、熟地、山茱萸、仙灵脾、补骨脂等。

中成药：参附注射液静脉注射。

（三）其他中医综合疗法

实证：针刺膻中、内关，用泻法。也可穴位按压至阳穴等。

虚证：内关透外关、心俞、足三里。

第六节　主动脉夹层

一、概　述

主动脉夹层（aortic dissection）是指主动脉内膜撕裂后，主动脉腔内的血液通过内膜破口进入主动脉壁中层形成夹层血肿并沿主动脉壁延伸分离形成动脉真、假腔病理改变的严重主动脉疾病。过去曾称为主动脉夹层动脉瘤，因其不是主动脉壁的扩张，且病理机制、临床表现及治疗等都与主动脉瘤有很大区别，故现在称为主动脉夹层血肿或主动脉夹层分离，简称主动脉夹层。急性主动脉夹层多见于中老年男性，男女性比例（2~5）：1，

3/4以上患者发病时>40岁，近端夹层发病的高峰年龄在50~55岁，远端夹层在60~70岁。在主动脉夹层的患者中，有62%~78%的患者有高血压。发病时年龄<40岁的患者中，男女性比例接近1:1，而且50%女性患者在妊娠期发病。青年人中此病罕见，多见于易感性家族或患有马方综合征、结缔组织病或先天性缺损。

主动脉夹层有两种常用的分型法，一种为传统的De Bakey分型法，将主动脉夹层分成3型；Ⅰ型：夹层起始于升主动脉并延伸至主动脉弓及降主动脉，甚至腹主动脉，此型最多见；Ⅱ型：夹层局限于升主动脉；Ⅲ型：夹层起始于降主动脉，并向远端延伸可达到腹主动脉及其分支。另一种为Stanford分型法，将主动脉夹层分成两型；A型：所有累及升主动脉的夹层（包括De BakeyⅠ型和Ⅱ型）；B型：局限于降主动脉的夹层（即De BakeyⅢ型）。

二、诊断与评估

（一）诊　断

急性主动脉夹层病情进展迅速，早期死亡率高，因此快速诊断意义重大。

1. 症状

本病临床表现多变，突发剧烈疼痛，高达80%的患者以突发前胸或胸背部疼痛为主诉，多为刀割样、撕裂样或针刺样，疼痛剧烈，难以忍受，可出现烦躁、大汗、恶心、呕吐及濒死感等，常伴有放射痛，疼痛持续时间长；大约16%的主动脉夹层患者发生晕厥，部分患者可以是以晕厥为首发表现。可同时出现面色苍白、四肢皮肤湿冷、头痛、头晕、视力模糊、耳鸣、心悸、胸闷、胸痛、呼吸困难、腹痛、黑便、腰痛、血尿、抽搐、嗜睡、昏迷、少尿或无尿等。

2. 体征

大多数患者合并有高血压，且两上肢或上下肢血压相差较大，如果出现心脏压塞、血胸或冠状动脉供血受阻而引起心肌梗死，则可能出现低血压，夹层破裂出血，表现为严重休克。可见表情痛苦、呼吸频率增快、肺部啰音、心脏瓣膜杂音，血管杂音等；夹层血肿延展、压迫相关系统脏器的，则伴有相关系统损害的定位体征。

3. 辅助检查

心电图多表现为非特异性ST-T改变，近1/3患者的心电图完全正常；心肌酶可出现血清心脏标志物水平升高；X线胸片可出现主动脉增宽，主动脉外轮廓不规则、增宽甚至扭曲，主动脉内膜钙化影移位等；超声心动图可见主动脉根部扩张，夹层处主动脉壁由正常的单条回声带变为两条分离的回声带，其间形成假腔；主动脉CTA或MRA均有很高的诊断价值，其敏感性与特异性可达98%左右；主动脉DSA尽管仍然是诊断主动脉夹层的"金标准"，但基本上已为主动脉CTA或MRA所取代，目前多只在腔内修复术中应用，而不作为术前常规诊断手段。

（二）评 估

因该病65%~75%的患者由高血压引起，需重点询问是否有高血压病史，平素用药情况，有无心脑血管慢性病病史；详细询问患者发病时情况，疼痛的性质、程度、部位及持续时间；监测血流动力学指标，包括血压、心率、心律等，观察意识状态变化，评价患者呼吸状态、检查心血管系统、神经系统及消化系统等；尽快完成血常规、心电图，包括心肌酶监测的生化、X线、CTA、MRA、心脏彩超等。

三、救治措施

（一）救治原则

本病系危重急诊，应及时处理。明确诊断或高度怀疑主动脉夹层者，应迅速将患者送入重症监护病房。严密监测血流动力学指标，包括血压、心率、心律及出入液体量平衡；凡有心衰或低血压者还应监测中心静脉压、下腔静脉直径、肺毛细血管楔压和心排血量。绝对卧床休息，强效镇静与镇痛。

随后的治疗决策应按以下原则：①急性期患者无论是否采取介入或手术治疗，均应首先给予强化的内科药物治疗。②升主动脉夹层特别是波及主动脉瓣或心包内有渗液者宜急诊外科手术。③降主动脉夹层急性期病情进展迅速，病变局部血管直径≥5cm或有血管并发症者应争取介入治疗植入支架（动脉腔内隔绝术）。

（二）具体措施

1.药物治疗

镇痛药物：应给予足量的镇痛剂（如吗啡、哌替啶、芬太尼等）缓解疼痛，并解除患者的焦虑情绪。

降压：首选硝普钠或乌拉地尔，迅速将收缩压降至100~120mmHg或更低，预防夹层血肿的延伸。血压应降至能保持重要脏器灌注的最低水平，避免出现少尿、心肌缺血及精神症状等重要脏器灌注不良的症状。

（1）硝普钠：开始以0.5μg/（kg·min）的剂量开始静脉点滴，根据病情以每分钟0.5μg/（kg·min）逐渐加量，常用剂量为3μg/（kg·min），极限量为10μg/（kg·min），总量为按体重3.5mg/kg，持续使用不超过72h（以防氰化物中毒），避光使用。

（2）乌拉地尔：乌拉地尔注射液25mg稀释10ml生理盐水中缓慢静推后予乌拉地尔50mg溶于0.9% NS 250mL或5% GS 250mL维持静脉滴注。

降低心肌收缩力：在降压的同时进一步降低左心室张力和心肌收缩力，减慢心率至

60~80 次 /min，以防止夹层进一步扩展。

2. 介入治疗

血管内支架植入术可以有效治疗慢性 B 型（Ⅲ型）主动脉夹层病变。目前支架植入术也可用于 A 型和 B 型主动脉夹层并发的低灌注综合征的治疗。

3. 外科手术治疗

A 型（Ⅰ型和Ⅱ型）主动脉夹层的患者往往需要手术治疗，手术的目的是预防主动脉破裂、心脏压塞并矫治主动脉瓣关闭不全，以减少患者死亡。B 型（Ⅲ型）主动脉夹层的患者通常以内科治疗为主。手术适应证包括剧烈疼痛不能缓解、急性胸（腹）主动脉扩张以及胸（腹）主动脉旁或纵隔内血肿形成等。

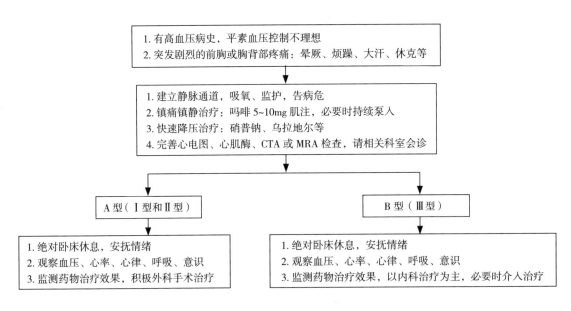

图 2-8　主动脉夹层急救流程图

四、中医中药

中医学未有关于主动脉夹层的专门论述，有文献记载将之归于血结胸。鉴于主动脉夹层多由高血压病引起，而高血压病属中医学"薄厥""眩晕""头痛"等病范畴，主要病机为素体阳亢，劳倦内伤、情志失调、饮食不洁，但多因情志失调诱发。结合患者症状、舌、脉，四诊合参，中医认为此类患者平素肝肾阴虚为本，急性期和亚急性期则肝阳上亢、气血逆乱为标，此时应给予平肝潜阳、滋补肝肾的治法。慢性期病机为瘀血阻络，应给予活血化瘀、行气通络的方法。治疗以急则治其标为原则，缓则治其本为原则。

（一）急性期和亚急性期

肝阳上亢

主证：头晕目眩，目胀耳鸣，脑部热痛，面色如醉，心中烦热，时常噫气，昏不知人；舌红苔黄，脉弦或数。

治法：平肝潜阳、滋补肝肾。

处方：镇肝熄风汤加减。

组成：怀牛膝、代赭石、龙骨、牡蛎、龟甲、玄参、天冬、白芍、茵陈、川楝子、生麦芽、甘草等。

（二）慢性期

瘀血阻络证

主证：胸痛，头痛，日久不愈，痛如针刺而有定处，心悸，失眠多梦，急躁易怒，呃逆日久不止，干呕，入暮潮热；舌质暗红或有瘀，脉涩或弦紧。

治法：活血化瘀、行气通络。

处方：血府逐瘀汤加减。

组成：桃仁、红花、当归、生地、川芎、赤芍、牛膝、桔梗、柴胡、枳壳、甘草等。

（三）病情危重，濒危状态

厥脱证

主证：四肢不温，出汗，失神；舌紫暗脉细欲绝。

治法：回阳救逆。

处方：人参加四逆汤加减。

组成：人参、干姜、附子、大枣、炙甘草。

（四）常用中成药

昏迷者可用醒脑静注射液，当出现脱证时可选用参麦、参附注射液等。

（五）其他

穴位贴敷疗法：

选穴：合谷、内关、心俞、肺腧、涌泉、大椎、阳陵泉、足三里等。

第七节　心肌炎

一、概　述

心肌炎（carditis）是指心肌局灶性或弥漫性的炎症性病变为主要表现的疾病，分为感染性和非感染性。感染性因素多以病毒感染为主，其中柯萨奇 B 组病毒是最常见致病原因，占 30%~50%。非感染因素包括药物、毒物、放射、结缔组织病、血管炎、结节病等。1991 年 Lieberman 根据心肌活检的组织学改变与临床表现，将心肌炎分为暴发性心肌炎、急性心肌炎、慢性活动性心肌炎和慢性迁延性心肌炎。本病起病急缓不定，少数呈暴发性导致急性泵衰竭或猝死。病程多有自限性，但也可进展为扩张型心肌病。心肌炎临床分为 5 型：①亚临床型：病毒感染后无自觉症状，心电图示 ST–T 改变、房性期前收缩和室性期前收缩，数周后心电图改变消失或遗留心律失常。②轻症自限型：病毒感染 1~3 周后出现轻度心前区不适、心悸，无心脏扩大及心衰表现。心电图示 ST–T 改变、各种期前收缩、心脏标志物升高，经治疗可逐渐恢复。③隐匿进展型：病毒感染后有一过性心肌炎表现，数年后心脏逐渐扩大，表现为扩张型心肌病。④急性重症型：病毒感染后 1~2 周内出现胸痛、心悸和气促等症状，伴心动过速、奔马律、心衰甚至心源性休克。病情凶险，可在数日内因泵衰竭或严重心律失常死亡。⑤猝死型：多于活动中猝死，死前无心脏病表现；尸检证实急性病毒性心肌炎。

二、诊断与评估

（一）诊　断

1. 症状

病毒性心肌炎患者临床表现取决于病变的广泛程度与部位，轻者可完全没有症状，重者可出现心源性休克及猝死。多数患者发病前有病毒感染前驱症状，如发热、全身倦怠感和肌肉酸痛，或恶心、呕吐等消化道症状。随后有心悸、胸痛、呼吸困难、水肿，甚至晕厥、猝死。

2. 体征

查体常有心律失常，以房性与室性期前收缩及房室传导阻滞最为多见。心率可增快且与体温不相称。听诊可闻及第三、第四心音或奔马律，部分患者可于心尖部闻及收缩期吹风样杂音。心衰患者可有颈静脉怒张、肺部湿啰音、肝大等体征。重症可出现血压降低、四肢湿冷等心源性休克体征。

3. 辅助检查

心电图可出现ST-T改变及多种心律失常，严重心肌损害时可出现病理性Q波；生化检查可见心脏标志物升高，血流增快，CRP增高，外周血白细胞增多；病毒学检查可见病毒抗体效价升高；胸部X线可见1/4患者心脏有不同程度扩大，可见肺淤血或肺水肿征象；超声心动图可见正常或不同程度的心脏扩大及室壁运动减弱，可见附壁血栓，部分见心包积液；磁共振成像可清晰显示心脏解剖结构和急性炎症的心肌水肿情况；心内膜活检见心肌间质炎性细胞浸润伴心肌细胞坏死和（或）心肌细胞变性，是心肌炎确诊的"金标准"。

（二）评　估

重点询问是否有前驱感染病史，治疗用药情况，询问有无心脏病、心律失常、结缔组织病、血管炎、放射、毒物接触病史；监测心率、心律、心音、血压情况；评价患者呼吸状态、检查心血管系统；尽快完成病毒学、心电图，包括心肌酶监测的生化、X线、MRI、心脏彩超及心内膜活检等检查。

三、救治措施

（一）救治原则

迅速判断、早期处理、全程监测，以辅助支持疗法为主，因人而异，制定个体化治疗方案。该类患者需住院治疗，合并有胸痛、心悸、气促、心衰、休克等表现者收住 ICU 病房；绝对卧床休息并给予心理疏导；严密监测心率、心律、心音、血压变化，动态复查心电图及心脏标志物等检查。

（二）具体措施

1. 一般治疗

病毒性心肌炎尚无特异性治疗，应以针对左心功能不全的支持治疗为主。患者应避免劳累，一般卧床休息 2 周，3 个月内不参加重体力活动。出现心力衰竭时酌情使用利尿剂、血管扩张剂、ACEI 等；出现心律失常时可采用抗心律失常药物；出现高度房室传导阻滞或窦房结功能损害导致晕厥或明显低血压时可考虑使用临时起搏器。

2. 抗病毒治疗

α干扰素能抑制病毒复制并调节免疫功能。可用α干扰素 100 万 ~300 万 U，每天 1 次肌内注射，2 周为 1 个疗程。病毒感染后易合并细菌感染，早期应酌情使用抗生素。

3. 心肌保护治疗

维生素 C 能够清除体内过多的氧自由基，防止脂质过氧化引起的心肌损伤；可用维生素 C 5g 加入 5% 葡萄糖注射液 250mL 中静脉滴注，每天 1 次，疗程 1~2 周。辅酶 Q10 是心肌细胞呼吸链中的必需酶，具有稳定细胞膜、改善心肌代谢作用；可用辅酶 Q10 片 10mg 口服，每天 3 次，疗程 1 个月。曲美他嗪能够改善心肌能量代谢，增强收缩功能；可用曲美他嗪片 20mg 口服，每天 3 次，疗程 1 个月。

4. 免疫抑制治疗

急性期出现严重并发症，如 完全性房室传导阻滞、严重心律失常、心源性休克、心衰者或证实由免疫反应致心肌损伤者，可短期应用糖皮质激素。

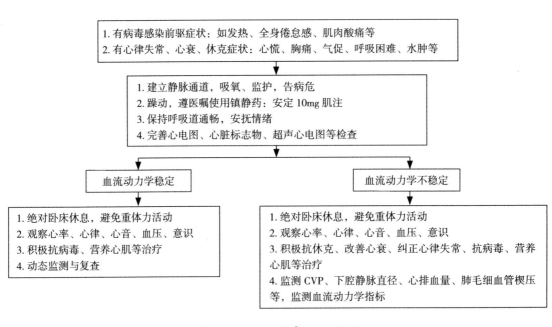

图 2-9 心肌炎急救流程图

四、中医中药

本病属中医学"温病"及由"温病"引起的"心悸""怔神""胸痹""虚劳"等病范畴，病毒性心肌炎病因病机不外乎"正气亏虚""外感邪毒"二者，以及在病程演变过程中的病理产物"血瘀"致病。针对本病本虚标实的基本病机，治当扶正祛邪，分期分证论治，重视培补根本，消补同用，防治兼顾。急性期当以祛邪为主，扶正为辅；慢性期或恢复期当以扶正为主，佐以祛邪。

（一）急性期

1. 邪毒侵心证

（1）热毒重型。

主证：恶寒发热、头痛身痛、心悸胸痛、气短乏力、咽痛咳嗽、口干口苦、小便黄赤；

舌红，苔黄，脉浮数或促结代。

治法：清热解毒、养心复脉。

处方：用银翘散合清宫汤加减。

组成：金银花、连翘、水牛角、麦冬、板蓝根、射干、牛蒡子、桔梗、玄参、莲子心、甘草等。

（2）湿毒重型。

主证：恶寒发热、腹痛腹泻、腹胀纳呆、恶心呕吐、困倦乏力、心悸胸闷；苔黄腻，脉濡滑数或促或结代。

治法：清热化湿、宁心复脉。

处方：用香连丸（汤）合甘露消毒丹加减。

组成：木香、黄连、黄芩、苦参、连翘、茵陈蒿、射干、藿香、白豆蔻、石菖蒲、甘草等。

2. 心阳暴脱证

主证：起病急骤，心悸气短，不能平卧，烦躁不安，自汗不止，四肢厥冷；舌淡苔白，脉微欲绝。

治法：回阳固脱。

处方：用参附龙牡救逆汤。

组成：人参、熟附子、煅龙骨、煅牡蛎、瓜蒌、薤白、肉桂等.

（二）慢性期或恢复期

1. 气阴两虚证

主证：心悸怔忡，气短乏力，自汗盗汗；舌红苔白，脉虚数或促、涩、结代。

治法：补气养阴、益心复脉。

处方：用生脉散合五味子汤加减。

组成：炙甘草、人参、黄芪、麦冬、五味子等。

2. 阴阳两虚证

主证：心悸气短，动则喘憋，甚或倚息不得卧，胸闷痛、畏寒肢冷、乏力、自汗不止、水肿，面色晦暗或发绀；舌暗淡，苔白，脉虚数或促、结代。

治法：温阳益气、养阴通脉。

处方：用炙甘草汤加减。

组成：炙甘草、人参、黄芪、生地黄、麦冬、五味子、阿胶、肉桂、干姜等。

慢性期或恢复期的证型多为久病所致，中医讲"久病多瘀"，故上述二证多兼有血瘀，治疗可合用血府逐瘀汤加减。

（三）常用中成药

黄芪注射液，当出现脱证时可选用参麦、参附注射液等。

（四）其 他

穴位贴敷疗法：

选穴：合谷、内关、心俞、劳宫、涌泉、大陵、阳陵泉、足三里等。

第八节　高血压急症

一、概　述

高血压急症（hypertensive emergency）是指原发性或继发性高血压患者，在某些诱因作用下，血压突然或显著升高（>180/120mmHg），同时伴有进行性心、脑、肾等重要靶器官功能不全的表现或不可逆损害，甚至危及生命的临床危象，是危及生命的临床综合征。根据临床表现，高血压急症包括：急进性高血压、高血压脑病和高血压危象。急进性高血压系指血压快速升高，舒张压超过120~150 mmHg，伴有心肾功能受损、视网膜病变，多发于中青年高血压患者；高血压脑病是指在高血压病程中发生急性脑血管循环障碍，引起脑水肿和颅内压增高而产生的一系列临床表现；高血压危象是指在高血压病程中周围细小动脉发生短暂强烈痉挛，导致血压急剧升高，并引起靶器官急性功能不全。

二、诊断与评估

（一）诊　断

1. 症状

血压急剧升高，同时出现明显头痛、眩晕、烦躁、恶心、呕吐、心悸、胸痛、呼吸困难、视力模糊、耳鸣、抽搐、嗜睡、昏迷、少尿、无尿等。

2. 体征

收缩压（SBP）210~240mmHg，舒张压（DBP）120~130mmHg，呼吸频率增快、肺部啰音、心脏瓣膜杂音、血管杂音等；并发神经系统损害时伴有神经系统损害的定位体征。

3. 辅助检查

心电图可出现T波及ST-T改变，眼底检查：三级以上改变及渗出、出血、视乳头水肿；尿常规：蛋白尿、管型；血清生化：肌酐、尿素氮升高，并发心肌梗死时出现心肌酶学变化及BNP增高。

（二）评　估

重点询问是否有高血压病史，平素用药情况，有无心脑血管慢性病及肾病病史；监测血压尿量，重点评估意识状态瞳孔变化，评价患者呼吸状态、检查心血管系统、检查眼底；尽快完成血常规、尿常规、心电图，包括心肌酶监测的生化、X 线、CT、MRI、心脏彩超。

三、救治措施

（一）救治原则

迅速判断、早期处理、预防靶器官受损，因病而异，因人而异。该类患者需住院治疗，合并有持续胸痛、意识障碍、剧烈腰腹痛患者收住 ICU 病房；酌情使用镇静类药物并给予心理疏导；严密监测血压变化、尿量、神志及胸痛变化；针对不同靶器官损害情况制定不同降压目标，首次目标（除缺血性卒中和主动脉夹层外）1~2h 内平均动脉压下降不超过25% 或近期血压升高值的 2/3；2~6h 内血压降至 160/100~110mmHg；24~48h 血压降至正常，监测 2~3d 后静脉用药过渡到口服，严防组织灌注不足。

（二）具体措施

1. 迅速降压

静脉用药：首选硝普钠或乌拉地尔。

（1）硝普钠：开始以 0.5 μg/（kg·min）的剂量开始静脉点滴，根据病情以每分钟 0.5 μg/（kg·min）逐渐加量，常用剂量为 3 μg/（kg·min），极限量为 10 μg/（kg·min），总量为按体重 3.5mg/kg，持续使用不超过 72h（以防氰化物中毒），避光使用。

（2）乌拉地尔：乌拉地尔注射液 25mg 稀释 10mL 生理盐水中，缓慢静推后予乌拉地尔 50mg 溶于 0.9% NS 250mL 或 5% GS 250mL 维持静脉点滴。

（3）硝酸甘油：5~30mg 溶于 0.9% NS 中，10~100 μg/min 静脉点滴；口服降压药：静脉给药 1~2d 逐渐加用口服药，逐渐停用静脉药。

2. 特殊情况的治疗

高血压脑病：除迅速降压外，还需注意制止抽搐和减轻脑水肿，包括地西泮和甘露醇的使用。并发症的治疗：若并发脑血管病、心肌梗死、急性心衰等给予相应处理。

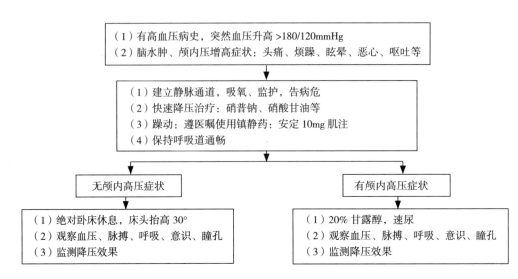

（1）有高血压病史，突然血压升高 >180/120mmHg
（2）脑水肿、颅内压增高症状：头痛、烦躁、眩晕、恶心、呕吐等

（1）建立静脉通道，吸氧、监护、告病危
（2）快速降压治疗：硝普钠、硝酸甘油等
（3）躁动：遵医嘱使用镇静药：安定 10mg 肌注
（4）保持呼吸道通畅

无颅内高压症状

（1）绝对卧床休息，床头抬高 30°
（2）观察血压、脉搏、呼吸、意识、瞳孔
（3）监测降压效果

有颅内高压症状

（1）20% 甘露醇，速尿
（2）观察血压、脉搏、呼吸、意识、瞳孔
（3）监测降压效果

图 2-10　高血压急症急救流程图

四、中医中药

本病属中医学"薄厥""眩晕""头痛"等病范畴，主要病机为素体阳亢，劳倦内伤、情志失调、饮食不洁，但多因情志失调诱发。治疗以急则治其标，缓则治其本为原则。

（一）分证论治

1.实证

（1）肝阳上亢。

主证：头目胀痛，眩晕耳鸣，失眠多梦，颜面潮红，急躁易怒，肢体麻木震颤，烦躁易怒，甚至扑倒；舌红苔黄，脉弦或数。

治法：清火息风，平肝潜阳。

处方：天麻钩藤饮加减。

组成：天麻、钩藤、石决明、山栀、黄芩、杜仲、益母草、桑寄生、夜交藤、茯神等。

（2）痰浊壅滞。

主证：眩晕头重如裹伴有恶心、呕吐，胸闷视物旋转，痞满纳呆，多寐少食；舌苔白腻，脉濡滑。

治法：健脾和胃，利湿化痰。

处方：半夏天麻白术汤加减

组成：半夏、天麻、茯苓、橘红、白术、甘草等。

（3）气滞血瘀。

主证：烦躁易怒，胸肋疼痛；舌红或紫暗脉细涩。

治法：行气活血化瘀。

处方：血府逐瘀汤合柴胡疏肝散，兼有痰湿合用半夏厚朴汤化裁。

组成：桃仁、红花、当归、生地黄、牛膝、川芎、桔梗、赤芍、枳壳、甘草、柴胡等。

2. 虚证

（1）气血亏虚。

主证：神疲乏力，倦怠懒言，唇甲不华，心悸失眠；舌质淡脉细弱。

治法：补血益气，调养心脾。

处方：归脾汤加减。

组成：白术、人参、黄芪、当归、甘草、茯苓、远志、酸枣仁、木香、龙眼肉、生姜、大枣等。

（2）肝肾不足。

主证：眩晕日久，腰膝酸软，健忘，双目干涩，耳鸣齿摇，形寒肢冷；舌红或淡，尺脉沉，寸脉细弦。

治法：温肾暖肝，调和阴阳。

处方：吴茱萸四逆汤加减。

组成：吴茱萸、干姜、附子、大枣、炙甘草等。

（3）厥脱。

主证：四肢不温，出汗，失神；舌紫暗脉细欲绝。

治法：回阳救逆。

处方：人参加四逆汤加减。

组成：人参、干姜、附子、大枣、炙甘草。

（二）常用中成药

清开灵或醒脑静注射液，当出现脱证时可选用参麦、参附注射液等。

（三）其 他

刺血疗法：

选穴：四神聪、耳尖、太阳、曲池、曲泽、委中、耳背降压沟等，三棱针刺络放血。

第九节　急性脑血管病

一、概　述

急性脑血管病又名脑卒中（stroke），是指由于多种原因导致的脑循环障碍从而迅速导致局限性和弥漫性神经功能缺损综合征。按脑的病理改变可分为缺血性脑卒中和出血性脑卒中，前者包括脑血栓、脑栓塞、脑梗死等；后者包括脑出血、蛛网膜下腔出血等。

二、诊断与评估

（一）脑梗死诊断要点

1. 发病形式

突然或迅速发病，一般在 24h 内达到症状高峰，也可以逐渐进展或阶梯性进展。

2. 局灶神经系统症状

认知功能障碍（失语、忽视），肢体无力或动作不配合，脸部肌肉无力（口角下垂，流涎）；肢体和（或）脸部麻木，颅神经麻痹等。

3. 全脑症状和体征

头痛；恶心、呕吐；精神状态的改变（晕厥、癫痫发作、昏迷）；血压升高和生命体征异常。

（二）诊　断

（1）出现上述典型的临床过程和表现。

（2）有脑血管病高危因素：高血压、糖尿病、高血脂、吸烟、大量饮酒、肥胖、房颤、卒中家族史、既往卒中史、高龄等。

（3）神经影像学检查：颅脑 CT 表现为脑实质内低密度病灶。

（4）鉴别诊断：要与脑出血、颅脑损伤、硬膜下血肿、脑炎、低血糖、复杂偏头痛等鉴别。

三、脑出血

（一）诊断要点

（1）活动或情绪激动时突然发病，进展迅速。

（2）意识障碍、头痛、呕吐、有偏瘫、失语等脑部局灶体征。

（3）头颅 CT 检查发现高密度病灶。

（二）鉴别诊断

1. 脑梗死

安静或睡眠中起病多见，意识障碍可能较轻，头部 CT 表现为脑实质内低密度病灶等。

2. 蛛网膜下腔出血

发病年龄较轻，起病常较急骤，头痛常见且剧烈，但血压多正常亦可增高，神经系统体征以脑膜刺激征为主。头颅 CT 示脑池、脑室及蛛网膜下腔内高密度影。脑脊液为均匀一致血性。

3. 全身性疾病

如引起昏迷的全身性（乙醇、药物）及代谢性疾病（糖尿病、低血糖、尿毒症）等，主要从病史，相关实验室检查提供线索，头颅 CT 无出血性改变。

4. 外伤性颅内血肿

多有外伤史，头颅 CT 可发现血肿。

5. 肿瘤、动脉瘤、动静脉畸形等引起的脑出血

头颅 CT、MRI、MRA 及 DSA 检查常有相应发现。

四、救治措施

（一）一般治疗

（1）平卧、维持呼吸道通畅、吸氧、鼻饲、监护等。

（2）控制体温在正常水平，38℃以上应给予物理和药物降温。

（3）避免高血糖，控制在 6~9mmol/L，血糖超过 11.1mmol/L，给予胰岛素治疗，低于 2.8mmol/L，给予葡萄糖口服或注射。

（4）血压管理：缺血性卒中急性期过度的降压治疗可能有害，需要紧急降压处理的血压水平：收缩压>180mmHg，舒张压>110mmHg或合并主动脉夹层、急性心梗、充血性心衰、急性肾衰、高血压脑病者需要控制血压；脑出血血压应控制BP<180/120mmHg。

（5）降颅压治疗：提示可能存在颅内压增高情况时，采取降颅压措施：

① 20% 甘露醇 125~250mL，每 6~8h 一次，疗程约 7d（根据具体情况而定），如有脑疝形成征象，可快速加压经静脉推注。注：冠心病、心肌梗死、心力衰竭和肾功能不全者慎用。

②利尿剂：速尿，每次 40mg，每日 2~4 次静脉注射，常与甘露醇合用，增强脱水效果。

③甘油果糖：静脉滴注，成人一般每次 200~500mL，每日 1~2 次，200mL 需 2.5~3h 滴完，疗程 1~2 周。

6.并发症防治

（1）抗感染：因吞咽困难误吸造成的吸入性肺炎，应注意抗生素的应用。

（2）预防应激性溃疡：使用制酸药物。

（二）特殊治疗

1.脑梗死

（1）溶栓治疗：首先，评估时间窗（6h 内）、评估适应证、禁忌证。

（2）抗凝治疗：低分子肝素和华法林。

（3）抗血小板治疗：阿司匹林，剂量范围 50~300mg/d。

（4）神经保护剂：银杏制剂，钙离子拮抗剂和胞二磷胆碱等。

2.脑出血

手术清除血肿。

注：以上治疗要在有条件的医院进行。

（三）康复治疗

神经系统症状停止进展 48h 后可开始康复治疗。

五、中医中药

卒中是以突然昏厥、不省人事、半身不遂、口舌歪斜或仅以半身不遂、口舌歪斜、言语謇涩、偏身麻木为主证。本病为本虚标实、上盛下虚之证，急性期以标实为主，治疗以"急则治其标"，轻证治宜祛风通络，化痰。脱证宜扶正固脱，闭证宜醒神开窍。

（一）分证论治

1.中经络

主证：多急性起病，半身不遂、偏身麻木、头晕目眩、口舌歪斜、言语不利或不语、心烦易怒、口苦咽干、面红目赤、腹胀便秘；舌淡红或红、紫暗、瘀点瘀斑，苔薄白或黄腻，脉弦滑。

治法：化痰通络。

方药：化痰通络汤。

组成：橘红、半夏、茯苓、菖蒲、远志、红花、川芎、丹参等。

2.中脏腑

（1）闭证

主证：突然昏厥，不省人事，牙关紧闭，肢体强痉，大小便闭。

治法：清热化痰，醒神开窍。

方药：安宫牛黄丸合羚羊角汤。

组成：牛黄、麝香、犀牛角、羚羊角粉（可水牛角代替）、菊花、夏枯草、龟板、白芍、菖蒲、郁金等。

（2）脱证

主证：神昏，肢体瘫软，手撒肢冷，汗出，二便自遗；舌萎，质紫黯，苔白腻，脉细弱或脉微欲绝。

治法：益气回阳固脱。

方药：参附汤。

组成：人参、附子、生龙骨、生牡蛎、山茱萸等。

（二）常用中成药

（1）醒脑净注射液 20mg 加入 0.9% 氯化钠注射液 250mL 中，静脉滴注，每日 1~2 次。

（2）安宫牛黄丸：胃管注入。

（三）针　灸

1. 中经络

针刺合谷、曲池、内关、肩髃、足三里、丰隆、三阴交、阳陵泉、太冲等。

2. 中脏腑

闭证可以针刺内关、合谷、百会、足三里、水沟、三阴交，取曲池、十宣、水沟刺血、每穴放血 2mL。脱证可以重灸关元、神阙。

第十节　中枢神经系统感染

一、概　述

中枢神经系统感染（central nervous system infection）是指由病毒、细菌、螺旋体、寄生虫、立克次体和朊蛋白等病原微生物侵犯中枢神经系统的实质、被膜及血管等引起的急性或慢性炎症性（或非炎症性）疾病。感染的途径有直接感染、血行感染、神经干逆行感染等。

二、诊断与评估

（一）主要临床类型（脑膜炎）

1. 化脓性脑膜炎

（1）通常由细菌感染引起，急性病程，进展迅速，不同人群常见不同的病原体。

（2）诊断通常要通过脑脊液革兰染色或培养。

2. 慢性脑膜炎

（1）病程通常持续数周至数月。

（2）常见的病原菌为结核分枝杆菌、非典型分枝杆菌、真菌（隐球菌、球孢子虫菌、组织胞质菌）和螺旋体（梅毒和莱姆病）。

（3）诊断通常通过脑脊液培养结果，某些情况下基于血清学检查结果（如隐球菌、球孢子虫菌、梅毒和莱姆病）。

3. 无菌性脑膜炎

（1）常为良性和自限性的疾病。

（2）多由病毒感染引起，特别是单纯疱疹病毒和肠道病毒属（包括柯萨奇病毒和埃克病毒），此外还有传染性单核细胞增多症、钩端螺旋体感染、二期梅毒和播散性莱姆病。

（3）药物当中的 NSAIDs 药物，磺胺和某些器官移植用药，也有可能引起无菌性脑膜炎。

（二）脑　炎

（1）常见病因包括疱疹病毒、虫媒病毒、狂犬病毒、黄病毒属等。

（2）患者症状常比无菌性脑膜炎重，可导致感觉异常、意识障碍、抽搐等。

（3）脑脊液检查可完全正常，有时会出现淋巴细胞增多或少量红细胞。

（三）脑脓肿

（1）表现为占位性病变，病原常为混合感染，包括金黄色葡萄球菌、革兰氏阴性杆菌、链球菌和厌氧菌等。

（2）症状包括呕吐、发热、意识改变或局灶的神经系统表现。

（3）临床怀疑脑脓肿时，需行 CT 检查。

（4）如果 CT 考虑脑脓肿，不建议行腰穿，因为在这种情况下腰穿很少能为临床提供有效的信息，且有可能会导致脑疝形成。

（四）临床表现

（1）中枢神经系统感染的症状和体征包括头痛、发热、感觉障碍、颈项强直、Kernig

征及 Brudzinski 征阳性。

（2）95% 的成人脑膜炎至少具备两种表现：发热、头痛、颈抵抗、意识改变。

（3）检查"摇头征"非常重要。摇头征：抬起患者头部由一侧转向另一侧，出现头痛则为阳性；阴性可排除脑膜炎（敏感性 100%）。

（五）辅助检查

1. 脑脊液检查

（1）脑脊液常规 3 管（①常规。②生化。③细菌学）。

（2）根据临床需要选择：细胞学、抗酸染色 / 培养、真菌培养、墨汁染色、乳胶凝集实验、莱姆病抗体等。

（3）在使用抗生素 4h 之内行腰穿一般不会影响脑脊液培养的结果。在经过有效的抗生素治疗 12~24h 后，脑脊液革兰染色的阳性率会下降约 20%，脑脊液培养的阳性率约下降 30%~40%，但对脑脊液细胞数、蛋白或葡萄糖的影响有限。

2. 影像学

MRI 优于 CT。

3. 脑电图

可出现脑电波的相应异常表现。

三、救治措施

（一）一般治疗

监护、吸氧、脱水降颅压等。

（二）针对病因治疗

1. 细菌性脑炎

（1）对于细菌性脑膜炎，应尽早开始选择强有力的抗生素治疗，在明确病原学之前，采取经验性抗生素治疗。

（2）在肺炎链球菌相关脑膜炎治疗中，推荐在开始使用抗生素同时，给予地塞米松 10mg 静脉点滴，使用 3~4d。该方案主要对革兰阳性球菌（肺炎链球菌或猪链球菌）感染有效，对于脑膜炎奈瑟菌以及其他细菌所导致的脑膜炎无效。

2. 病毒性脑炎

采用抗病毒治疗。

3. 真菌性脑炎

抗真菌治疗。

4. 脑脓肿的治疗

（1）脓肿引流。

（2）根据病原学结果针对性地全身使用抗生素 3~4 周。

四、中医中药

本病属于中医"温病""头痛""痉证""神昏""癫狂"等范畴。起病急，发展快，预后差。临床可参照卫气营血辨证进行论治。初期邪犯卫表，当解表疏风清热；热毒壅盛动风宜清热解毒熄风，后期阴液灼伤，宜滋阴熄风。

（一）分证论治

1. 风热上犯

主证：发热恶风，头痛而胀，甚则头痛如裂，面红耳赤，口渴欲饮，便秘、尿黄；舌苔黄，脉浮数。

治法：疏风清热。

方药：芎芷石膏汤。

组成：川芎、白芷、石膏、菊花、羌活、藁本等。

2. 热盛动风

主证：高热头痛，牙关紧闭，项背强直，甚则角弓反张，手足挛急，腹胀便秘，咽干口渴，心烦急躁，甚则神昏谵语；舌苔黄腻，脉弦数。

治法：清热解毒，凉肝熄风。

方药：羚羊钩藤汤或紫雪丹。

组成：水牛角、钩藤、菊花、大青叶、连翘、大黄、芒硝、玄参、生地、麦冬等。

3. 热灼真阴

主证：低热久留不退，手足心热，或手足蠕动甚则瘛疭，口干咽燥，齿黑唇裂；舌干绛或枯萎，脉虚。

治法：滋阴熄风。

方药：加减复脉汤。

（二）常用中成药

1. 清开灵注射液

40mL 加入 5% 葡萄糖注射液 250mL 中，静脉滴注，每日 1~2 次。

2. 醒脑净注射液

20mg 加入 5% 葡萄糖注射液 250mL 中，静脉滴注，每日 1~2 次。

3. 血必净注射液

50mL 加入 5% 葡萄糖注射液 250mL 中，静脉滴注，每日 1~2 次。

第十一节 癫痫持续状态

一、概 述

传统定义认为癫痫持续状态（status epilepticus）指癫痫连续发作之间意识尚未完全恢复又频繁再发，或癫痫发作持续30min以上未自行停止。近年来推出了临床上更为可行的定义：即在成人及儿童（>5岁）中，一次全身惊厥性癫痫发作持续5min以上，或出现两次以上癫痫发作而在发作间期意识未完全恢复，即认为癫痫持续状态。癫痫持续状态是内科常见急症，若不及时治疗可因高热、循环衰竭、电解质紊乱或神经元兴奋毒性损伤导致永久性脑损害，致残率和死亡率均很高。任何类型的癫痫均可出现癫痫持续状态，其中全面强直阵挛发作最常见，危害性也最大。

二、诊断与评估

（一）诊断要点

（1）多有反复发作的病史。

（2）起病突然急骤，常有眩晕、叹息、胸闷等前兆。

（3）成人及儿童（>5岁）中，一次全身惊厥性癫痫发作持续 5min 以上，或出现两次以上癫痫发作而在发作间期意识未完全恢复。

（4）突然昏倒、不省人事、口吐涎沫，两目上视，肢体抽搐，脊背强直，喉发怪声，良久乃醒，醒后则如常人。

（5）多有先天因素或家族史。

（6）每因惊吓、劳累、情志刺激、头部外伤等因素诱发。

（7）脑电图或动态脑电图检查阳性表现，颅脑 CT、MRI 检查有助于诊断。

（二）评估要点

重点评估有否典型临床特征、癫痫病史、脑电图特征，主要与癔症进行鉴别。注重评估有无并发症的发生，如谢性酸中毒、脑水肿、心律失常、肺水肿、低血糖等并发症。

三、救治措施

（一）稳定生命体征

严密监护、吸氧、建立静脉通道、保持呼吸道通畅、牙关紧闭者应放置牙套，必要时做气管插管或切开。

（二）终止发作

1. 地西泮

地西泮 10~20mg 静脉注射，每分钟不超过 2mg。

2. 苯妥英钠

苯妥英钠 0.3~0.6g 加入生理盐水 500mL 中静脉滴注，速度不超过 50mg/min。

3. 丙戊酸钠

负荷剂量是 10~15mg/kg，之后可给予每小时 1mg/kg 的速度静脉滴注。

4. 副醛

8~10mL，儿童 0.3mL/kg，加等量植物油保留灌肠，每 8~12h 一次，适合肝功能不全或不宜使用苯巴比妥类药物者。

（三）积极防治并发症

脑水肿可用 20% 甘露醇 125~250mL 快速静滴，高热可给予物理降温；积极纠正电解质紊乱及酸碱平衡。

四、中医中药

本病属中医"痫证""癫疾"范畴，是以突然昏倒、不省人事、口吐涎沫、两目上视、肢体抽搐、脊背强直、喉发怪声、良久乃醒、醒后则如常人为主要临床特征的一种疾病。治疗应该"急则治其标"，先控制其发作，尽快解除昏迷和抽搐的危急症状，采用豁痰熄风，开窍定痫法。急性发作控制后，缓治其本，应采取杜绝生痰动风之源，防止复发，给予健脾化痰，补益肝肾，养心安神之法。

（一）分证论治

1. 风痰内扰

主证：突然起病，昏仆，不省人事，四肢抽搐，口吐白沫，牙关紧闭，喉发怪声；舌苔白腻，脉弦滑。

治法：涤痰熄风，开窍定痫。

方药：定痫丸为主。

组成：竹沥、菖蒲、胆星、半夏、天麻、全蝎、僵蚕、茯神、琥珀、远志等。

2. 痰火扰神

主证：突然起病，昏仆，不省人事，四肢抽搐，口吐白沫，牙关紧闭、喉发怪声、吼叫，平素情绪急躁，口苦而干，便秘尿赤；舌质红，苔黄腻，脉弦滑数。

治法：清热泻火，化痰开窍。

方药：龙胆泻肝汤合涤痰汤加减。

组成：龙胆草、木通、生地、半夏、胆星、枳实、菖蒲、石决明、黄芩、栀子、泽泻、竹沥等。

3. 瘀阻脑络

主证：突然起病，昏仆，不省人事，四肢抽搐，口吐白沫，牙关紧闭，喉发怪声，颜面口唇青紫，兼见头部或胸胁刺痛；舌质紫暗或瘀点、瘀斑，脉弦或涩。

治法：活血化瘀，息风通络。

方药：通窍活血汤加减。

组成：赤芍、生地、当归、桃仁、川芎、柴胡、枳壳、红花、桔梗、麝香等。

（二）常用中成药

（1）辨证选用安宫牛黄丸、牛黄清心丸、紫雪丹、至宝丹等。

（2）痰火扰神证：可选用清开灵注射液或醒脑静注射液等。

（3）瘀阻脑络证：可选用丹参注射液、红花注射液等活血化瘀等。

（三）针灸治疗

1. 痰气郁滞证

取穴：百会、人中、太冲、丰隆、膻中。

2. 痰火扰神证

主穴：长强、鸠尾、阳陵泉、筋缩、丰隆、行间、足三里、通里；配穴：发作时加水沟、颊车、素髎、神门、涌泉、内关强刺激不留针。夜间发作加照海，白昼发作加申脉。

3. 瘀阻脑络证

主穴：水沟、上星、太阳、风池、阳陵泉、筋缩、血海、膈俞、内关；配穴：头痛者，在其局部以梅花针叩刺微出血。

第十二节　周期性瘫痪

一、概　述

周期性瘫痪（Periodic paralysis）是一组以反复发作的骨骼肌弛缓性瘫痪为特征的肌肉疾病。肌无力可持续数小时或数周，发作间歇期完全正常，多与钾代谢异常有关；临床以低钾性周期性瘫痪常见。

二、诊断与评估

（一）诊断要点（主要临床表现）

（1）青壮年多发。

（2）常有诱因，饱餐、酗酒、剧烈运动、外伤、感染等。

（3）自下肢开始的瘫痪，肢体瘫痪呈对称性。

（4）发作持续数分钟至数天，然后逐步恢复。

（二）体　征

主要体征为肢体肌张力减退，腱反射减弱，电刺激无反应，感觉正常。

（三）辅助检查

1. 血清钾

低钾周期性瘫痪血清钾 <3.5mmol/L，高血钾性周期性麻痹血清钾增高，正常血钾型患者血钾无改变。

2. 心电图

低血钾性周期性麻痹有典型的低钾性心电图改变，如：Q-T 间期延长，T 波低平或倒置等。

（四）评　估

根据典型症状、体征、辅助检查可作出诊断。主要是提高对这类患者的诊断意识，警惕重症患者可能出现呼吸肌、颈肌、膈肌等瘫痪等。

（五）救治措施

1. 低钾性瘫痪

给予10%氯化钾或10%枸橼酸钾30~50mL顿服，24h内再分次口服，一日总量为10g，病情较重者给予10%氯化钾30mL加入生理盐水1000mL中静脉点滴。

2. 高钾性瘫痪

可给予 10% 葡萄糖 500mL 加胰岛素 10~20U 静脉滴注，或 10% 葡萄糖酸钙 10~20mL 静脉推注以降低血钾，也可用呋塞米排钾。

3. 正常钾性瘫痪

给予大量生理盐水静脉滴入。

4. 对证支持治疗

5. 预防复发

避免过度劳累、受冻及精神刺激，低钾瘫痪低钠饮食，忌摄入过多高碳水化合物等，高钾和正常钾瘫痪避免进食含钾多的食物。

三、中医中药

本病属中医"痿证"范畴，是以肢体痿软不能随意运动为主要症状的一种疾病。表现为突然出现肢体软弱无力，甚则足不能任地，手不能握物，久则肌肉萎缩，甚至瘫痪。无论是内伤情志、外感湿热还是劳倦色欲都能损伤精气，导致筋脉失养，产生痿病。

四、分证论治

（一）实　证

1. 肺热津伤

主证：病起发热之时，或热退后突然肢体软弱无力，皮肤枯燥，心烦口渴，咽干咳呛少痰，小便短少，大便秘结；舌红苔黄，脉细数。

治法：清热润肺，濡养筋脉。

方药：清燥救肺汤加减。

组成：人参、麦冬、石膏、桑叶、麻仁、知母、金银花、瓜蒌、贝母、枇杷叶玉竹、天花粉、芦根等。

2. 湿热浸淫

主证：四肢痿软，肢体困重，或微肿麻木，尤多见于下肢，或足胫热蒸，或发热，胸脘痞闷，小便赤涩；舌红苔黄腻，脉细数而濡。

治法：清热燥湿，通利筋脉。

方药：加味二妙散加减。

组成：黄柏、苍术、萆薢、防己、蚕沙、木瓜、牛膝等。

（二）虚　证

1. 脾胃亏虚

主证：肢体痿软无力日重，食少纳呆，腹胀便溏，面浮不华，神疲乏力；舌淡，舌体胖大，苔薄白，脉沉细或沉弱。

治法：健脾益气。

方药：参苓白术散加减。

组成：党参、白术、山药、扁豆、莲子、薏苡仁、茯苓、砂仁、陈皮等。

2. 肝肾亏损

主证：起病缓慢，四肢痿弱无力，腰脊酸软，不能久立，或伴眩晕、耳鸣、遗精早泄，或月经不调，甚至步履全废，腿胫大肉渐脱；舌红少苔，脉沉细数。

治法：补益肝肾，滋阴清热。

方药：虎潜丸加减。

组成：牛膝、当归、鸡血藤、白芍、黄柏、知母、熟地、龟板、猪骨髓等。

（三）常用中成药

根据不同证候类型选择二妙丸，虎潜丸、六味地黄丸、知柏地黄丸、龟鹿补肾丸等。中药注射液可以选择生脉注射液、参芪扶正注射液等。

（四）其他中医综合治疗

各证都可结合针灸、推拿、气功等综合治疗，有助于提高痿病的治疗效果。取主穴肩髃、曲池、合谷、阳溪；髀关、梁丘、足三里、解溪，配穴：尺泽、大椎、阴陵泉、肝俞、肾俞等；皮肤针叩刺阳明经穴；水针穴位注射等。

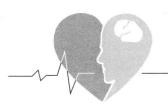

第三章
常用心脑血管急症诊疗技术

第一节 心脏电除颤术

心脏电除颤（heare electrie defibrillation）是借用较强的脉冲电流通过心肌，使心肌各部位细胞组织在瞬间同时除极，从而终止异位心律，及时恢复窦性心律的一种物理治疗方法，它包括同步与非同步复律两种。同步电复律是指除颤器借助 R 波的心电信号激发放电；非同步电复律则是指除颤器在每一个心动周期任何一个时间都可以毫无选择地进行电击治疗。

一、适应证

（1）心室颤动或心室扑动。

（2）无脉性室速。

（3）无法进行心电图或心电示波明确诊断，但不能排除室颤或室速的心脏骤停，可以盲目电除颤。

二、禁忌证

急救措施，没有绝对禁忌证。

三、操作前准备

（1）患者平卧，评估病情，是否意识消失，颈动脉、股动脉搏动消失，呼吸断续或停止，皮肤发绀，心音消失，血压测不出。

（2）准备除颤仪的同时，不间断给予人工呼吸和胸外心脏按压。

（3）确定除颤仪处于完好备用状态。

（4）备齐相关抢救药品及物品。

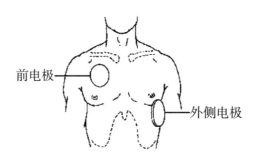

图 3-1　心脏电除颤术

四、操作流程

（1）将患者摆放为复苏体位，暴露胸部，擦干皮肤。连接导联线，正确开启除颤仪至心电监护状态。

（2）快速识别心电是否需要除颤，若为室颤，设为非同步状态，其他类型的心律失常设置为同步状态。

（3）将电极板均匀涂抹导电糊，选择除颤能量；心室颤动可以选用360J（单相波除颤器），150J或200J（双相波除颤器）；无脉性室速可以选用200J（单相波除颤器）或150J（双相波除颤器）。

（4）将两电极板分别放置患者心底和心尖部。心底部（STERNUM）：患者右侧锁骨中线第2~4肋间。心尖部（APEX）：患者左乳头外侧第4~5肋间与腋中线的交点，两个电极板之间距离不要小于10cm（图3-1）。

（5）充电，请旁人离开，确定周围无人与患者直接或间接接触，双手拇指同时按下放电按钮电击除颤。

（6）除颤成功或不成功，均应立即心脏按压，继续5个循环CPR，根据情况应用药物，然后进行下一次除颤。

（7）除颤完毕应将旋钮转至OFF键。

（8）整理用物，用后及时用75%酒精擦拭电极板和导联线，保证电极板和导联线清洁无污垢。除颤器推回原位，及时充电，保证电量充足备用。

（9）密切观察生命体征变化，继续做好后续治疗。

五、并发症

心律失常、栓塞（心、肺、脑、下肢栓塞）、低血压、急性肺水肿、局部皮肤灼伤等。

第二节 氧 疗

一、概 述

氧疗（yanglo）是指通过给患者吸氧，纠正各种低氧血症、改善氧合指标的一种基本的治疗方法。氧疗的目的在于改善低氧血症，凡属于通气功能不足或灌流不平衡所引起的低氧血症，氧疗均有一定帮助。至于较大的右向左分流、静脉血掺杂所致的动脉血氧分压不足，氧疗效果有限。故氧疗只是防止组织低氧的一种暂时性措施，不能取代对病因的治疗。

二、适应证

1. 有低氧血证的组织缺氧

第一类为单纯低氧血症，其氧分压（PaO_2）低于正常，二氧化碳分压（$PaCO_2$）尚正常，PaO_2小于60mmHg或氧饱和度（SaO_2）小于90%时，应给予氧疗，且可以给予高浓度的氧气吸入；第二类患者为低氧血症伴高碳酸血症，其PaO_2低于正常，$PaCO_2$高于正常，一般PaO_2小于50mmHg才给予氧疗，多采用低流量吸氧，吸入氧浓度控制在相对较低水平。

2. 血氧正常的组织缺氧

包括休克、心输出量减少、急性心肌梗死、严重贫血、氰化物或一氧化碳中毒，以及全麻及大手术术后的患者等，通常在明确诊断后，不管是否处于需要氧疗的水平，一般均给予氧疗。

三、给氧装置和方法

1. 鼻导管、鼻塞

吸氧浓度（FiO_2）%=21+4×氧流量（L/min），简单、方便、舒适、价廉，但FiO_2不恒定，受患者呼吸的影响，易堵塞，需经常更换，对局部有刺激，若要提供超过40%的FiO_2并不适合。

2. 普通面罩

一般 FiO_2 能达到 35%（氧流量 6L/min）至 55%（氧流量 10L/min），为防止 CO_2 积聚，适用于严重的单纯低氧血症患者。

3. 储氧面罩

在简单面罩下装配一个储气袋，依据储气袋有结构可以提供最大吸入氧浓度达 60%~95%，但必须保证储气袋处不塌陷，适用于换气功能障碍伴严重低氧血症的急性患者。

4. 空气稀释面罩（Venturi 面罩）

它提供的 FiO_2 不受患者呼吸状态的影响，吸氧浓度恒定，可提供 FiO_2 范围是 24%~50%。适用于低氧血症伴高碳酸血症而需要严格控制 FiO_2 的患者。

5. 高流量非重复呼吸面罩系统

由空氧混合器、加温湿化器和非重复呼吸面罩系统构成，该系统需要高流量的氧气源和空气源。它能提供稳定的、全覆盖（21%~100%）的 FiO_2，适用于普通低氧血症患者，也可运用于气管插管和气管切开的患者。

6. 经气管给氧

局麻下气管穿刺置管给氧，包括气管插管导管、气管切开导管。任何氧流量均可增加 FiO_2，节省氧气，增加运动耐受和减少住院时间。主要用于需要长期使用的慢性低氧血症患者。

四、氧疗的毒副作用

（1）呼吸道黏膜损伤和分泌物干结。

（2）高碳酸血症。

（3）细菌污染。

（4）吸收性肺不张。

（5）氧中毒。

五、氧疗注意事项

（1）临床监测：观察患者的神志、精神、呼吸、心率、血压、发绀等临床表现。

（2）血气分析：氧疗后应定期或不定期抽动脉血行血气分析，观察各项氧合指标、酸碱状态的变化趋势。

（3）积极防治氧疗毒副作用，避免长时间高浓度吸氧而致氧中毒，预防的方法：①控制吸入氧浓度，浓度以维持目标动脉血氧分压所需的最低浓度为原则。控制吸氧时间，吸纯氧时间最好不要超过 2h，吸 60% 的氧不超过 24h。②若行机械通气治疗，可使用呼气末正压通气或调整参数。③鼓励排痰。

（4）注意吸入气湿化，预防交叉感染。注意防火和安全。

第三节 球囊呼吸器操作技术

一、操作前准备

1. 适应证

主要为无呼吸、呼吸不正常的患者提供正压通气或作为气管插管前辅助通气。

2. 选择合适尺寸的面罩

面罩通气时，面罩大小应适合操作医生的手部和患者的面部，并且感觉舒适。成人面罩分为小、中、大三种型号，儿童面罩分为新生儿、婴儿和儿童三种型号（图3-2）。球囊呼吸器如图3-3。

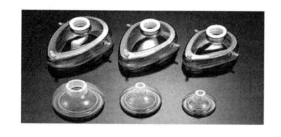

图 3-2 球囊呼吸器面罩

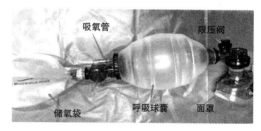

图 3-3 球囊呼吸器

3. 面罩安放位置

面罩的上缘应放置于鼻梁之上，防止压迫眼球。下缘应包裹下颌并将口、鼻置于面罩内（图3-4）。

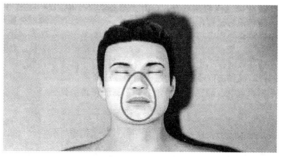

图 3-4 球囊呼吸器面罩安放位置

二、操作步骤

1. 单手扣面罩通气（图3-5）

（1）采用"EC手法"，操作者左手拇指和食指环绕呈"C"形，缺口处应超过面罩纵向中线，便于对面罩右半部分施压密封，拇指负责鼻部区域的密封，食指负责口部区域的密封，通过这两个手指实现面罩与面部轮廓的整体密封。

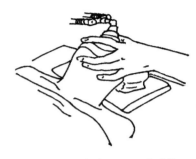

（2）中指、环指和小指呈"E"形，中指和环指的力点在下颌骨降支骨质，起"仰头""抬颏"和开放气道作用；并使面部向面罩迎合，加强面罩密封效果。

图3-5　单手"EC手法"

（3）小指力点在下颌角处骨质，起"托下颌"作用。

（4）操作者右手张开，握住呼吸囊中部加压辅助或控制呼吸，每次挤压球囊时挤扁1/2或1/3，每次通气量300~500mL。根据右手加压时的阻力感、观察随压力变化的胸腹部起伏，以及呼气末二氧化碳波形等指标判断面罩通气效果。

（5）通气频率：在未建立高级气道时常在双人心肺复苏中按通气：按压（30:2）操作。建立高级气道后，每6s进行一次通气（10次/min），并持续进行胸外心脏按压。

（6）单人单手扣面罩难以维持通气时，排除手法不当和头位问题，很可能患者存在舌后坠等所致的上呼吸道梗阻，应加用口咽或鼻咽通气道来改善面罩通气。

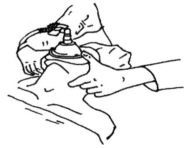

2. 双人双手托下颌扣面罩通气（双手"EC手法"，如图3-6）

一人用双手"EC手法"用力托下颌和扣紧面罩，

图3-6　双手"EC手法"

另一人握住呼吸囊中部加压辅助或控制呼吸。通气频率及通气量同单手法。

第四节　气管插管技术

气管插管术（endotracheal intubation）是指将特制的气管导管，通过口腔或鼻腔插入患者气管内形成人工气道的方法，是一种气管内麻醉和抢救患者的常用急救技术，也是保持上呼吸道通畅的最可靠手段。气管插管术在危重患者的抢救中发挥了重要作用，同时，是实施麻醉的一项安全措施。经口气管插管是紧急人工气道的首选，故本节主要阐述经口气管插管术的操作。

一、适应证

全麻、心肺复苏、机械通气、气管塌陷、呼吸道良性阻塞等需紧急建立人工气道进行机械通气的患者。

二、禁忌证

气管插管无绝对禁忌证。但患者有喉头水肿、气道急性炎症、喉头黏膜下水肿、严重气管畸形或移位、胸主动脉瘤压迫气管或疑有颈椎骨折等情况下要谨慎进行，动作要轻柔。

三、操作前的准备（图3-7）

1.插管前应常规实施有关检查（鼻腔、牙齿、张口度、颈部活动度、咽喉部情况等）。

2.物品的准备：实时可用的设备，是操作的基础，应安排器械护士进行每日视检和及时维护，如有条件可准备专门的气道管理车，方便各类器械及麻醉药品的集中摆放。

（1）喉镜，通常为不同规格弯的喉镜，检查亮度。

（2）气管导管：男性 8~9mm；女性 7~8mm 导管；检查气囊是否漏气。

（3）气管导管固定带和润滑凝胶。

（4）气管导管衔接管、牙垫、气管内导丝等。

（5）其他：心电血氧监护、听诊器、20~50mL 注射器、吸引器及相关急救药品等。

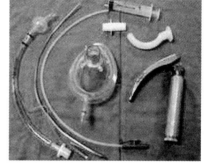

图 3-7　操作前的准备

四、操作步骤（图3-8）

（1）将患者头后仰，双手将下颌向前、向上托起以使口张开，或以右手拇指对着下齿列、食指对着上齿列，借旋转力量使口腔张开。

（2）左手持喉镜柄将喉镜片由右口角放入口腔，将舌体推向侧后缓慢推进，可见到悬雍垂，将镜片垂直提起前进，直到会厌显露，挑起会厌以显露声门。

（3）如采用弯镜片插管则将镜片置于会厌与舌根交界处（会厌谷），用力向前上方提起，使舌骨会厌韧带紧张，会厌翘起紧贴喉镜片，即显露声门。如用直镜片插管，应直接挑起会厌，声门即可显露。

（4）以右手拇指、食指及中指如持笔式持住导管的中、上段，由右口角进入口腔，直到导管接近喉头时再将管端移至喉镜片处，同时双目经过镜片与管壁间的狭窄间隙监视导管前进方向，准确轻巧地将导管尖端插入声门，借助管芯插管时，当导管尖端入声门后，应拔出管芯后再将导管插入气管内。导管插入气管内的深度成人为4~5cm，导管尖端至门齿的距离约18~22cm。

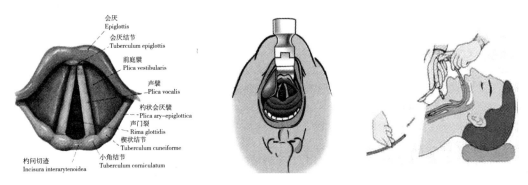

图3-8　操作步骤

（5）插管完成后，要确认导管已进入气管内再固定。

确认方法有：①观察导管内是否有气体随呼吸进出。②听诊双侧有无对称呼吸音或使用简易呼吸器观察胸廓有无起伏。③如导管推进后呼出气流消失，为插入食道的表现，应将导管退至鼻咽部，将头部稍仰使导管尖端向上翘起，可对准声门再次插入。

（6）应用胶布把气管与牙垫固定在一起，并牢固固定于口部四周及双颊，同时注意气囊内注入空气3~5mL。

（7）监测：操作过程应严密检测心律、心率、氧饱和度（SpO$_2$）、血压、神志等生命体征的变化。

五、常见并发症

（1）插管操作技术不规范，可致牙齿损伤或脱落，口腔、咽喉部和鼻腔的黏膜损伤引起出血；用力不当或过猛，还可引起下颌关节脱位。

（2）浅麻醉下行气管内插管可引起剧烈呛咳、喉头及支气管痉挛；心率增快及血压剧烈波动而导致心肌缺血。严重的迷走神经反射可导致心律失常，甚至心脏骤停。预防方法有：适当加深麻醉，插管前行喉头和气管内表面麻醉，应用麻醉性镇痛药或短效降压药等。

（3）气管导管内径过小，可使呼吸阻力增加，导管内径过大，或质地过硬都容易损伤呼吸道黏膜，甚至引起急性喉头水肿或慢性肉芽肿。导管过软容易变形，或因压迫、扭折而引起呼吸道梗阻。

4. 导管插入太深可误入一侧支气管内，引起通气不足、缺氧或术后肺不张。导管插入太浅时，可因患者体位变动而意外脱出，导致严重意外发生。因此，插管后及改变体位时应仔细检查导管插入的深度，并定期听诊两肺呼吸音以判断插管的位置。

第五节　心电监护操作技术

一、操作目的

（1）监测患者心率、心律、血压、呼吸、体温、血氧饱和度等生命体征参数变化。

（2）为病情诊断及治疗提供信息支持。

二、注意事项

（1）放置电极前，应清洁局部皮肤，必要时刮去体毛。避开电除颤及做常规心前区导联心电图的位置。

（2）注意患者的保暖，定期观察患者粘贴电极片处的皮肤，监护时间超过72h要更换电极位置，防止皮肤损伤。

三、操作步骤

1. 准备

（1）操作者着装整齐。

（2）用物准备（图3-9）。

治疗车上层：心电监护仪一台(监护仪性能完好，导联线连接吻合，血压袖带清洁无破损)，电极片5~7片。治疗碗内盛生理盐水，棉球5~7个，血管钳，弯盘，治疗单，酌情备屏风。物品放置有序。治疗车下层：生活垃圾桶、感染性垃圾桶。

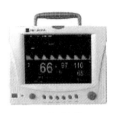
心电监仪

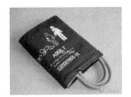
血压袖带

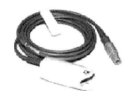
SpO_2 传感器

三导联线

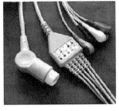
五导联线

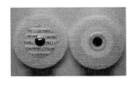
电极片

图 3-9　心电监护用物

（3）核对患者信息：核对床号、姓名、性别、住院号或门诊号，患者情况。

（4）患者体位：患者取平卧位或半卧位。

（5）确认电极的安放位置。

2. 消毒

暴露患者前胸，生理棉球清洁皮肤。

3. 安装心电监护

（1）将电极片连接于导联线上，按照监护仪标识要求贴于患者正确位置 [五导线：右上（RA）：胸骨右缘锁骨中线第一肋间；右下（RL）：右锁骨中线剑突水平处；中间（C）：胸骨左缘第四肋间；左上（LA）：胸骨左缘锁骨中线第一肋间；左下（LL）：左锁骨中线剑突水平处]，整理衣服（图 3-10）。

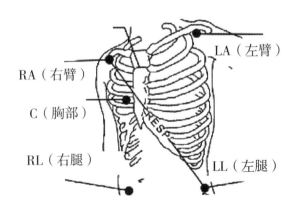

图 3-10　监护电极片安装

（2）将袖带系好于健侧上肢（肘关节上1~2cm处，松紧程度应以能够插入1~2指为宜），盖被，整理床单元。点击测血压键，为患者测血压（图3-11左）。

（3）连接血氧探头（患者指甲不宜过长，不可涂指甲油或有灰指甲）（图3-11右）。

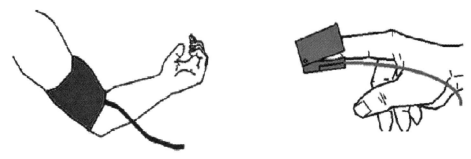

图 3-11　指脉氧及血压袖带安装

四、操作后处理

根据监测项目选择导联振幅，设定上下线报警范围：①心率：选择Ⅰ导联，设置报警范围。②呼吸设置报警范围。③血氧：设置报警范围。④血压设置自动测血压的间隔时间及报警范围，根据患者血压调节血压初始充气压（图3-12）。

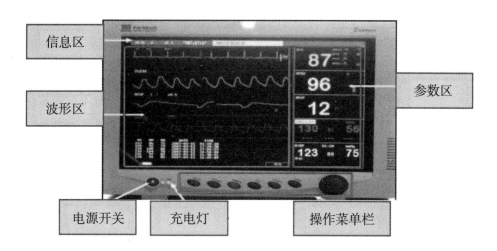

图 3-12　心电监护界面

第六节 24 小时动态血压诊断技术

一、概 述

动态血压(ambulatory blood pressure)就是使用动态血压记录仪测定一个人昼夜 24h 内，每间隔一定时间内的血压值称为动态血压。动态血压包括收缩压、舒张压、平均动脉压以及它们的最高值、最低值和分布曲线。24h 动态血压监测可反映不同生理节律和外界环境时的血压变化，已经广泛应用于临床实践。

高血压是心脑血管疾病的重要危险因素，与心脑血管疾病发病和死亡有直接关系；诊室血压及家庭血压测量仅能监测 24h 血压中的很小一部分血压状态，受到许多潜在误差的影响，不能作为独立的预测因素评估心脑血管事件发病率及死亡风险。动态血压监测可以监测一个人日常生活状态下的血压，测量全天 24h 的血压水平，特别是清晨及睡眠过程，排除白大衣高血压，发现隐蔽性高血压，能够更准确地预测心脑血管事件发生和死亡。动态血压监测已成为临床上诊断高血压、评估降压疗效、指导个体化降压治疗及预测心脑血管疾病发生风险不可缺少的检测手段。

二、临床应用及适应证

1. 临床应用

（1）诊断高血压，提高高血压诊断的准确性，识别隐匿性高血压，指导用药。隐蔽性高血压患者的靶器官损害和心脑血管疾病发生风险与持续性高血压患者相仿；用动态血压监测对白大衣高血压进行精确的识别，可以避免过度治疗带来的不良反应和经济负担。

（2）评估心脑血管疾病发生风险，提高风险评估水平。根据血压监测情况，识别异常的 24h 血压模式，如日间高血压、夜间高血压、清晨高血压以及午睡、餐后低血压，有助于评估心脑血管事件发病率及死亡风险。

（3）评估降压治疗效果，评估24h血压控制情况、识别真正的顽固性高血压，指导用药。

（4）指导高血压个体化治疗，提高降压治疗质量，实现 24h 血压完美控制，充分发挥降压治疗预防心脑血管并发症的作用。

2. 适应证

在 2015《ABPM 中国专家共识》中，具体列出了以下几种临床适应证：

（1）诊室或家庭血压监测发现血压升高，怀疑"高血压"者，血压的平均值在 1 级、2 级高血压范围内，即 140~179mmHg /90~109mmHg。

（2）确诊高血压并已接受降压治疗者，若 ≥ 2 种药足量治疗，血压仍未达标，即多次测得诊室血压平均值仍 ≥ 140/90mmHg，或家庭血压的平均值 ≥ 135 /85mmHg。

（3）确诊高血压并已接受降压治疗者，若血压已达标，即多次测量的诊室血压平均值 <140/90mmHg，但仍发生了心脑血管并发症，如心力衰竭、脑卒中、心肌梗死、肾功能不全等，或新出现了靶器官损害，或靶器官损害进行性加重。

（4）未服用降压药，诊室血压 < 140/90mmHg，但家庭血压 ≥135/85mmHg 或诊室或家庭血压120~139/80~89mmHg，但出现了靶器官损害，如蛋白尿、左心室肥厚、腔隙性脑梗死等，而并无糖尿病、血脂异常、吸烟等其他心血管危险因素者。

三、动态血压监测诊断阈值

1. 正常值

24h 平均收缩压 / 舒张压均值：< 130/80mmHg；白天平均收缩压 / 舒张压均值：< 135/85mmHg；夜间平均收缩压 / 舒张压均值：< 120/70mmHg。

2. 血压的昼夜变异

生理情况下，夜间的收缩压和舒张压较白天血压下降 10%~20%；临床上常根据夜间血压下降比值 [（白天血压 – 夜间血压）/ 白天血压 ×100%] 定义杓型（ > 10%~20%）、非杓型（0~10%）、反杓型（ <0）及超杓型（ >20%）血压节律。

3. 清晨高血压诊断标准

不论是否接受降压药物治疗，如果清晨血压 ≥ 135/85mmHg，则可以诊断为清晨高血压。清晨高血压，可被分为"晨峰"型和"反杓型 / 非杓型"，晨峰型的特征是凌晨血压突然升高，而反杓型 / 非杓型在夜间和凌晨血压都持续升高。

4. 白大衣高血压的诊断标准

未经治疗的诊室血压 ≥ 140/90mmHg，但 24h 平均血压 < 130/80mmHg 并且觉醒时血压 < 135/85mmHg、睡眠时血压 < 120/70mmHg，或家庭平均血压 < 135/85mmHg。

5. 隐匿性高血压的诊断标准

未经治疗的诊室血压 < 140/90mmHg，但 24h 平均血压 >130/80mmHg 或觉醒时血压 >135/85mmHg 或睡眠时血压 >120/70mmHg，或家庭血压 >135/85mmHg。

四、动态血压监测的禁忌证

1. 需要安静和休息的患者

有血液系统疾病、严重皮肤病、上肢血管疾病、传染病急性期和发热患者；严重心律不齐，如房颤患者做出来不准确。

2. 动态血压监测的方法与注意事项

在临床应用过程中，还要定期对血压计进行校准，以确保血压计在使用后各个时间段的准确；指导患者，测量时不要移动上臂；在袖带充气时如上臂发生疼痛或麻木则停止动态血压；戴上袖带后，在诊室做一次试运行，结束前测量一次；推荐使用日记卡记录血压，监测当天的生活作息和服药信息；对开车或操作任何其他可能危险机械的患者不要做。

第七节　24小时动态心电图诊断技术

一、概述

24小时动态心电图（And a 24-hour Holter ECG）是一种可以24h连续记录并编辑分析人体心脏在安静和活动状态下心电图变化的方法。具有非创伤性检查、常态情况下长时间的连续纪录、信息量大、病变发现率较高等特点。此技术于1947年由N.J.Holter首先应用于监测心脏电活动的研究，所以又称Holter监测心电图仪。1978年由知名心脏病学专家黄大显将动态心电图技术引进我国。目前已成为诊断心肌缺血、心律失常、分析起搏心电图最有用的非创伤性检查方法。与十二导心电图相比，动态心电图于24h内可连续记录多达10万次左右的心电信号，以此提高对非持续性心律失常检出率，尤其是一过性心律失常及短暂的心肌缺血发作，扩大了心电图临床运用的范围。动态心电图的主要价值，是用以发现并记录在通常短暂心电图检查时不易发现的及日常活动时发生的心电图改变，为临床诊断和治疗提供重要依据。

二、临床运用及适应证

1. 捕捉一过性心脏病变，做定性和定量分析

识别一过性症状，如心悸、胸闷、胸痛、气急、黑蒙、眩晕、晕厥、抽搐等是否与心血管病变有关，可协助诊断和鉴别诊断。

适应证：疑为一过性心源性症状的患者。

2. 心律失常分析

捕捉发作性心律失常，明确诊断；对任何类型的心律失常进行定性和定量分析，了解发生机制、判断程度和危险性、推测预后；了解心律失常发生与日常活动的关系；发现其他心电改变，协助诊断心律失常的病因；评价抗心律失常药物的疗效、毒性、致心律失常作用，协助诊断病态窦房结综合征。

适应证：怀疑心律失常须明确诊断的患者；已诊断为心律失常的患者治疗前、治疗过程中以及治疗后随访；怀疑或已诊断为病态窦房结综合征患者。

3. 心肌缺血分析

确定有无心肌缺血，协助诊断冠心病；定性和定量分析心肌缺血，对严重程度与日常活动的关系等进行判断；诊断不同类型的心绞痛，对发作特点及严重程度等进行判断。特别对诊断无症状心肌缺血、不典型心绞痛、变异性心绞痛等价值更大；评定心肌梗死患者是否仍有心肌缺血、心脏功能状态、储备能力，估测预后，是否需要调整治疗等，指导康复治疗；对于进行药物干预、介入治疗、搭桥术后的患者，判定疗效、危险分层、预后推测等有指导意义。可在某种程度上替代运动负荷试验。

适应证：怀疑或临床诊断的冠心病患者。急性或陈旧性心肌梗死患者，已确诊的冠心病患者诊治前、后冠脉造影前后需要做运动负荷试验，但不能或不宜进行运动者。

4. 心率变异性分析

根据心率变异性变化判断心脏自主神经功能状态。协助诊治各种心血管疾病，判断预后；协助诊断心脏神经官能症、更年期综合征；了解抗心律失常、抗心肌缺血药物等对心脏自主神经功能的影响。

适应证：各种心血管疾病需要了解心脏自主神经功能的患者，如冠心病、心肌梗死、心肌病、心肌炎、高血压病、心脏移植等；心脏神经官能症、更年期综合征、颈椎病等能导致心脏自主神经功能异常者。

5. 起搏信号分析

临床运用：在心脏起搏治疗中的应用：协助决定和选择起搏器疗的适应证、适用起搏器类型、评定起搏器功能及监测起搏器引起的心律失常。

适应证：缓慢或快速心律失常患者，需安装心脏起搏器治疗者；已安装永久心脏起搏器患者，随访起搏器功能和疗效者；安装起搏器，进行抗心律失常治疗者。

6. 医学科学研究方面的需要

动态心电图可用于科研，研究某些药物对心电图的影响，为科研提供数据。

三、动态心电图的诊断标准

动态心电图对于心律失常、心肌缺血的诊断参照心电图的诊断方法及标准。对于心律失常、药物疗效评价心肌缺血、心率变异性分析等可参照以下标准作出诊断和评价。

（一）心律失常诊断和评价标准

1. 窦性心律的评价

（1）持续性窦性心动过速：24h 的窦性心搏总数在 10 万次左右，大于 14 万次为持续性窦性心动过速。

（2）窦房结功能不全：24h 内窦性心搏总数 ≤ 8 万次、平均窦性心率 ≤ 50bpm、最快窦性心率 ≤ 90bpm、最慢窦性心率 ≤ 40bpm（持续 1min），或者出现二度 Ⅱ 型窦房传导阻滞、窦性停搏 >3.0s，短阵心房颤动、心房扑动或室上性心动过速发作停止时窦性搏动恢复时间 >2s。

2. 室性心律失常评价

（1）正常人室性早搏 ≤ 100 次 /24h（<1‰），或 5 次 /h，超过此数提示心脏电活动异常，结合临床资料判断是否属病理性。成对室性早搏、多形性室性早搏、短阵室性心动过速、多形性室性心动过速、持续性室性心动过速多有病理意义。

（2）室性心律失常药物疗效评价：患者治疗前后对照，达到以下标准评价治疗有效：①室性过早搏动减少 ≥ 70%。②成对室性早搏减少 ≥ 80%。③短阵室性心动过速消失 ≥ 90%，15 次以上室性心动过速及运动时 ≥ 5 次的室性心动过速完全消失。

（二）心肌缺血诊断及评价标准

1. 诊断心肌缺血的标准

ST 段呈水平或下斜型压低 ≥ 1.0mV（1.0mm），持续 ≥ 1.0min，2 次发作间隔时间 ≥ 5.0min。心率对 ST 段变化有一定影响，需进行校正，即正常心率时，ST 段下移点（L 点）在 J 点之后 80ms，心率增快 120bpm 以上 L 点应自动转点 J 点之后 5ms；由于心率对 ST 段变化会产生影响，使用 ST/HR 比值消除心率影响，ST/HR 比值 ≥ 1.2μV/bpm 为异常（1mm=100μV）。

2. 定量评估心肌缺血，提出了心肌缺血总负荷的概念

指患者 24h 内发生的 ST 段下降幅度、发作阵次和持续时间的乘积，包括所有的心肌缺血发作。在描记 ST 段趋势曲线的基础上，计算 ST 段下移的面积根据心肌缺血及缺血负荷检测，可评价冠心病心肌缺血情况及疗效。

（三）心率变异性分析

1. 时域分析指标

① SDNN（NN 间期标准差）：是指检测时间内全部 NN 间期的标准差，正常值为（141±39）ms，SDNN<100ms 为心率变异性轻度降低，SDNN<50ms 为明显降低。② SDANN（NN 平均值的标准差）：指每 5min 内 NN 间期平均值的标准差，正常值为（127±35）ms。③ r-MSSD：指相邻 NN 间期差值的均方根，正常值为（27±12）ms。④ 心率变异性三角指数：指 NN 间期的总心搏数除以 NN 间期直方图（以 1/128s 即 7.8125ms 为间隔绘制）最高点的心搏数，<20 为降低，<15 为明显降低。

2. 频域分析指标

目前将心率变异功率谱的频段确定为四个。① 超低频（ULF）功率，频段≤0.003。② 极低频功率（VLF），频段 0.003~0.04Hz。③ 低频功率（LF），频段 0.04~0.15Hz。④ 高频功率（HF），频段 0.15~0.4Hz。提示心率变异性降低，心率变异性降低提示心肌梗死患者发生心脏事件的危险性较大。

四、佩戴记录仪时注意事项

宜动不宜静，佩戴记录仪后，日常起居应与佩戴前一样，应适量运动；皮肤宜干燥不宜潮湿；宜记日记。

第八节　动态心电图的心电散点图分析技术

一、心电散点图概述

心电散点图技术是近年来应用于心电学领域的一项新技术、新概念。通过利用计算机技术将海量心电数据以点的形式整体表达于平面直角坐标系中，以前所未有的整体观视角对 R-R 间期系列进行诠释，突破了传统动态心电图的分析方法，提供了很多未知的心电信息，同时也为心律失常的分析提供了快捷准确的分析方法。广义的心电散点图包括：Lorenz RR 散点图、时间散点图和差值散点图（修正散点图），近期有三维 Lorenz 散点图的应用报道。狭义心电散点图指 Lorenz RR 散点图，本书中所介绍的为 Lorenz RR 散点图。

（一）Lorenz RR 散点图的作图方法

利用计算机技术，以动态心电图中相邻的 R-R 间期分别作为横、纵坐标，在平面直角坐标系中按时间顺序迭代追踪作图得到相应的散点（图 3-13）。一般相同起源的心律（如窦性心律）在一定时间内的 R-R 间期基本相近，其所形成的散点集多分布于坐标系中的 45° 线上及其附近，为稳态吸引子。当发生心律失常时，心脏的节律从一种向另一种转换，其 R-R 间期发生改变，即在脱离 45° 线的两旁形成散点集，为非稳态吸引子。不同的心律失常在平面直角坐标系中形成具有不同特征的心电散点图。如早搏呈"三分布"或"四分布"图形，并行心律呈"倒 Y 字"图形，心房颤动呈"扇形"图形，心房扑动呈"格子状"图形。快速心室率在平面直角坐标系的近端形成散点集，缓慢心室率则在坐标系的远端形成散点集。利用心电散点图的特征可对心律失常快速归类，进行诊断与鉴别诊断，提升动态心电图的分析速度。

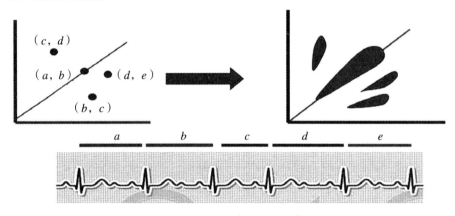

图 3-13　心电散点图的作图原理

（二）心电散点图的标识、标线及图形命名（图 3-14）

心电散点图的标识、标线：为方便理解、交流和分析图形，需在平面直角坐标系中对心电散点图进行必要的标识、标线。

1. 近端

靠近坐标原点的方向。

2. 远端

远离坐标原点的方向。

越靠近近端的散点心室率越快，越靠近远端的散点心室率越慢。

3. 45° 等速线

简称 45° 线。该线与 X 轴和 Y 轴各呈 45° 夹角，分布在等速线上的散点为等速散点，形成该散点的 R-R 间期相等，反映心室率相等。

4. 加速区

45° 线与 X 轴之间的三角形区域。位于该区域的散点,前 R-R 间期 > 后 R-R 间期(为长、短 R-R 间期组成),反映心室率由慢变快。

5. 减速区

45° 线与 Y 轴之间的三角形区域。位于该区域的散点,前 R-R 间期 < 后 R-R 间期(为短、长 R-R 间期组成),反映心室率由快变慢。

6. 图形的命名及术语

在坐标系中只有一个整体图形称单分布图形,二个图形称二分布图形,以此类推可有三分布、四分布……等多分布图形。对多个图形的子图命名按散点集在一次异位心律失常周期中出现的先后顺序,以 A、B、C、D……的顺序命名。以室性早搏为例,A 图为窦性点集,由窦性 R-R 间期组成。B 图为早搏前点集,由窦性 R-R 间期与联律间期组成。C 图为早搏点集,由联律间期与代偿间期组成。D 图为早搏后点集,由代偿间期与窦性间期组成。

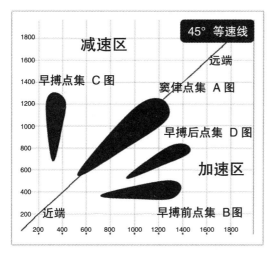

图 3-14　心电散点图的标识、标线及图形命名

二、心电散点图在急危重心律失常诊断中的应用

危急重心律失常可随时导致严重的血流动力学障碍,危及患者生命。心电图危急值制度的实施,使不少患者的健康和生命从中获益。因此,尽早发现危急值心电图,及时启动危急值报告流程,能使患者在第一时间接受有效治疗,减少心脏事件的发生。严重缓慢性心律失常及严重快速性心律失常在心电图危急值中占较大比例。

心电散点图对海量心电信息的特殊表达方式,有利于整体观察心律失常的特征,快速发现急危重心律失常。根据心电散点图的作图原理,严重缓慢性心律失常可在平面直角坐标系的远端出现特征性散点图形,而严重快速性心律失常则可在靠近坐标原点处出现特征性图形。传统的动态心电图分析法,需对心律失常模板逐一识别编辑,不利于快速发现危急值心律失常。而心电散点图技术的运用,提高了心律失常检出率,提升了动态心电图的分析速度,能第一时间发现危急值心律失常。

(一)严重缓慢性心律失常的 Lorenz RR 散点图特征

在缓慢性心律失常危急值心电图中,心室停搏 > 3s 伴黑蒙或短暂意识障碍,提示有血流动力学障碍,为危急值报警值。而 > 5s 的心室停搏,即使患者无症状,发生不良预后的风险也极大增加。病窦综合征和严重房室传导阻滞为长时间心室停搏的主要病因。

Lorenz RR 散点图特征:①近端显示房室传导阻滞和(或)病窦综合征的基础图形特征。②坐标轴远端 > 3000ms 处为心室停搏散点或散点集,该散点或散点集可位于 45° 线上(连发的心室停搏),也可位于加速区和减速区(单次的心室停搏)。

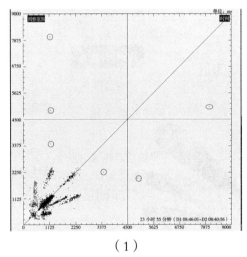

(1)

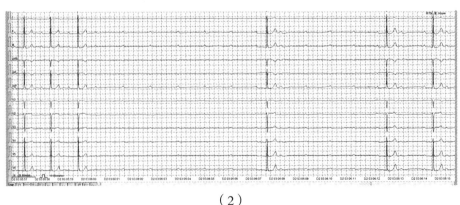

(2)

图 3-15　房室传导阻滞伴室性早搏的全程 Lorenz RR 散点图(1)及心电图片段图(2)

注：Lorenz RR 散点图呈多分布图形〔图 3-15（1）〕。45° 线中间棒球拍图形为窦性散点集。室性早搏主点集、早搏前点集、早搏后点集与窦性点集构成近端四分布图形。远端减速区与加速区的稀疏散点集为房室阻滞前点集与后点集，45° 线上远端的稀疏点集为连发的 2：1 房室阻滞散点集。圈中的零星散点为 > 3000ms 的心室停搏，最远端坐标刻度 8000ms 以上的散点对应于心电条图中 8030ms 的心室停搏〔图 3-15（2）〕。

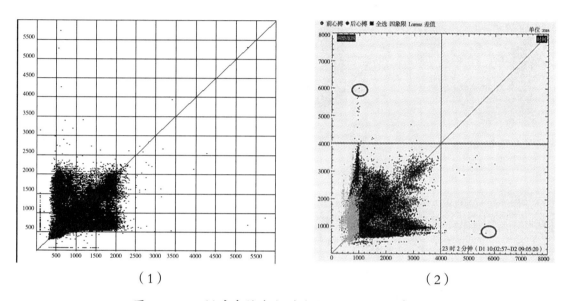

（1）　　　　　　　　　　　　　　　　　　　　（2）

图 3-16　2 例病窦综合征的全程 Lorenz RR 散点图

注：2 例均为复杂多分布图形。在 45° 线上由近至远多个稳态吸引子相互部分重叠，为不同节律散点集（房性心律、窦性心律、交界区节律等），45° 线两旁的散点集，为一种节律向另一种转换时 R-R 间期变化形成的非稳态吸引子。坐标轴远端 3000ms 以上有零星散点〔图 3-16（1）〕和稀疏片状散点〔图 3-16（2）〕，为心室停搏大于 3000ms 的散点，黑圈内最长心室停搏均 >5000ms，分别为 5734ms〔图 3-16（1）〕和 5990ms〔图 3-16（2）〕。

（二）严重快速性心律失常的 Lorenz RR 散点图特征

快速持续性室性心动过速频率 >150bpm、室上性心动过速频率 >200bpm，均为危急值心电图。因心室率快易引发血流动力学障碍，应及早发现并及时终止。严重快速心律失常多伴心房扑动、心房颤动、早搏等心律失常，在散点图上可同时表现为基础心律失常特征及快速心室率特征。

Lorenz RR 散点图特征：①基础心律失常特征：早搏呈"四分布"或"三分布"特征，

若呈并行心律尚可见"倒Y字"图形。心房颤动呈"扇形"图形。心房扑动呈"格子状"图形。②坐标轴近段靠近45°线附近的散点集为快速心室率的散点图特征，散点集的致密程度与快速室性心动过速或室上性心动过速的发作频度或持续时间相关。

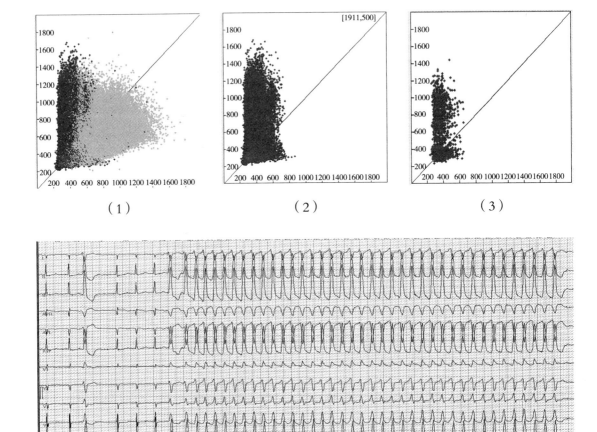

（1）　　　　　　　　（2）　　　　　　　　（3）

（4）

图3-17　房颤伴室性早搏、室性心动过速的全程（1）、室性心搏（2）、1小时室性心搏（3）的Lorenz RR散点图和动态心电图片段图（4）

注：扇形图形为房颤的散点图特征。位于减速区的片状致密图形为室性早搏主点散点集。位于45°线上的类圆形致密散点集为室性心动过速散点集，对应于动态心电图片段图中的室性心动过速，散点集致密提示发作频度高或持续时间长，根据散点位置（250,250）估算室性心动过速频率约240bpm。

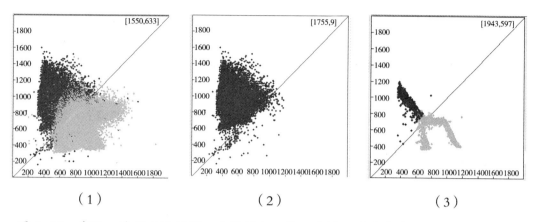

（1）　　　　　　　　　（2）　　　　　　　　　（3）

图 3-18　窦性心律伴室性早搏、室性并行心律、室性心动过速的 Lorenz RR 散点图

注：全程散点图呈"蝶形"（图 3-18（1）），室性心搏散点图在减速区呈三角形（图3-18（2）），1 小时散点图呈"倒 Y 字"图形（图 3-18（3）），以上为室性早搏、室性并行心律的图形特征。图 3-18（1）和图 3-18（2）中靠近原点 45°线附近的散点集为成对室性早搏和室性心动过速的散点图特征，根据散点位置（300, 300）估算最快心室率约 200bpm。

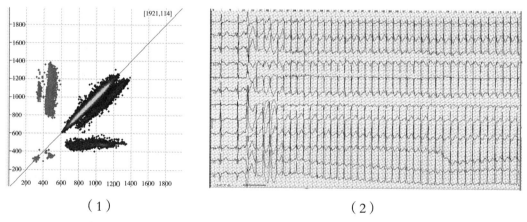

（1）　　　　　　　　　　　　　　　　（2）

图 3-19　窦性心律伴房性早搏、阵发性室上性心动过速的全程 Lorenz RR 散点图（1）及动态心电图片段图（2）

注：早搏主点集、早搏后点集及早搏前点集与窦性节律点集组成房性早搏的隐性四分布图形，近端类圆形图形为室上性心动过速散点集，根据其位置（300,300）估算频率约200bpm，对应动态心电图片段图（图 3-19（2））中的阵发性室上性心动过速。加速区偏离 45°线类圆形图形及 45°线周边零星散点为成对及连发房性早搏散点集。

综上所述，心电散点图将海量心电数据中的心律失常信息整体表达于平面直角坐标系中，根据散点图特征可快速诊断心律失常，及时发现危急值心律失常，为患者赢得治疗时间。在病窦综合征、窦房阻滞、房室阻滞等缓慢心律失常的特殊散点图特征的基础上，出现在坐标系远端无规律的散点，可能为心室停搏所致的超长 R-R 间期，对临床有紧急的提示意义。在心房扑动、心房颤动、早搏等快速心律失常图形特征的基础上，出现的近端散点集可能是急危重的心动过速，尤其致密的散点集诊断可靠性较大。

在应用心电散点图诊断急危重心律失常时应注意，远端散点应与动态心电图软件漏标记心搏相鉴别，近端散点应与伪差相鉴别，对初步判断为危急值散点集辅以逆向心电图进行诊断非常重要。

第九节 心电图诊断技术

一、常见心律失常心电图的快速判读

（一）心电图的判读步骤

1. 确认患者信息

包括姓名、性别、年龄、临床诊断、心电图描记时间及描记当时患者的临床症状及体征、患者相关的实验室检查、影像学检查等。以上信息有助于心电图的快速、准确判读。

2. 确认心电图的参数设置及导联安放

常规心电图描记的走纸速度为 25mm/s，1 小横格 0.04s，1 中横格 0.2ms，1 大横格为 1.0s。定标电压通常采用 10mm=1mV（图 3-20）。可根据分析需要调整走纸速度和定标电压。常规十二导联心电图采用 Wilson 导联体系，在心肌梗死时根据需要应增加描记后壁导联（V7、V8、V9）和右胸导联（V3R、V4R、V5R、V6R）。在阅读心电图时必须进行参数设置和导联体系的确认。

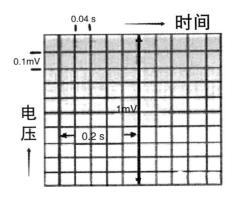

图 3-20 走纸速度为 25mm/s 时的电压标记和时间标记

3. 心率的快速判断

在心律规整、图形干扰小的情况下，心率可参考计算机自动测量的心率。若无电脑自动测量心率，可按以下方法粗略推算心率：目测 R-R 间期，用 60/R-R 间期，即可计算心室率（如 R-R 间期为 6 中格，即 1.2s，则心室率为 60/1.2=50 次 /min）。

4.心律的确认

心律诊断为心电图的首要诊断，窦性心律为正常的心脏节律。P 波的极性是判断窦性心律的主要条件。窦性 P 波在 II 导联和 avR 导联的极性最分明，为判断窦性心律的最佳导联。一般情况，窦性 P 波在 II 导联直立，avR 导联倒置，在 I，V 5，V 6 导联直立。

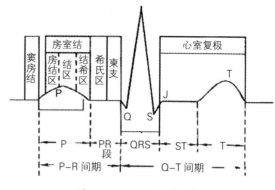

图 3-21 心电图波

5.心电图各波的组成及意义

心肌除极和复极产生心电活动，通过心电图仪可记录到相应的心电图波（图 3-21）。各波对应相应的电活动，具有不同的心电学意义（表 3-1）。

表 3-1 心电图各波段的心电学意义

心电图波段	心电活动
P 波	心房除极波，反映心房除极电活动
P-R 间期	心房除极开始到心室除极开始的时间，反映房室传导时间
QRS 波群	左右心室除极的总时间，反映左右心室除极电活动
S-T 段	QRS 波结束到 T 波开始的时间，代表心室除极结束后心室各部无电位差，处于等电位线
T 波	心室复极波，反映左右心室的复极情况
U 波	T 波后一个微小的波，一般认为代表心室后继电位
Q-T 间期	QRS 波起始到 T 波结束的时间，反映心室除极与复极的总时间

（二）正常心电图

正常心电图首先必须为窦性心律，P 波需满足窦性 P 波的条件，在 II 导联直立，avR 导联倒置，在 I，V5，V6 导联直立。P-P 间期规整，频率 60~100bpm，P-R 间期 0.12~0.20s，QRS 时限 0.06~0.11s，ST 段无偏移，T 波多与 QRS 主波方向一致（图 3-22）。

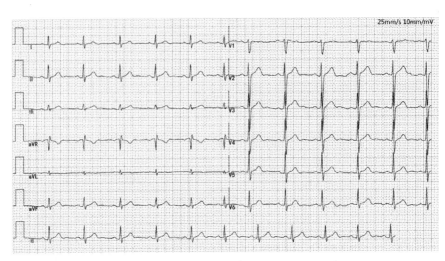

图 3-22　正常心电图

（三）异常心电图

1. *房性早搏与室性早搏*

早搏又称为期前收缩，为提前出现的异位搏动，根据其起源部位不同，可分为窦性、房性、交界性、室性四种。其中房性早搏与室性早搏最为常见。

（1）房性早搏：提前出现的P'-QRS-T波群，P'波形态异于窦性P波，QRS波群正常（不伴有室内差异性传导时），P'-R间期≥0.12s，多伴有不完全性代偿间期（图3-23）。

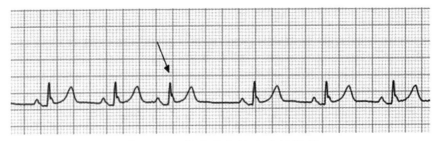

图 3-23　箭头所指的为房性早搏

（2）室性早搏：提前出现的QRS波群宽大畸形，时限多≥0.12s，其前无相关P波，常有完全性的代偿间期（图3-24）。

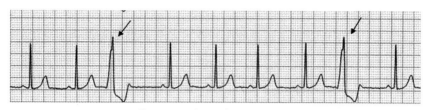

图 3-24　箭头所指宽大畸形的波群为室性早搏

2. 心房扑动与心房颤动

心房扑动与心房颤动为临床常见心律失常。多发生于器质性心脏病患者。心房扑动为心房肌快速、规律地收缩与舒张。心房颤动是以心房不协调活动而导致心房机械功能障碍为特征的快速心律失常。

（1）心房扑动：窦性 P 波消失，代之以形态、振幅、间距相似的锯齿样 F 波，F 波频率为 250~350bpm，F 波之间无等电位线，R-R 间期可相等（房室传导比例相同），也可不等（房室传导比例不同）（图 3-25）。

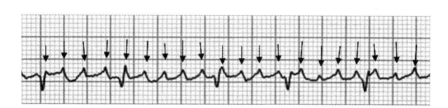

图 3-25　心房扑动心电图（窦性 P 波消失，代之以形态、振幅、间距相似的
锯齿样 F 波，频率为 250 ～ 350bpm）

（2）心房颤动：窦性 P 波消失，代之以形态、大小、间距不等的快速房颤波（f 波），R-R 间期不等（图 3-26）。

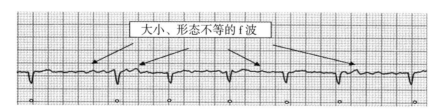

图 3-26　心房颤动心电图［P 波消失，代之以形态、大小、间距不等的 f 波
（箭头处），R-R 间期不等（圆点间距离不等）］

3. 房室传导阻滞

房室传导阻滞是因房室交界区不应期病理性延长，使激动在房室交界区发生传导延缓或传导中断的一类心律失常。可见于器质性心脏病、药物或电解质紊乱、迷走神经张力增高等。根据阻滞程度不同，可分为Ⅰ°、Ⅱ°（Ⅱ°Ⅰ型和Ⅱ°Ⅱ型）、Ⅲ°房室传导阻滞。

（1）Ⅰ°房室传导阻滞：每个 P 波后均有相应的 QRS 波，P-R 间期 ≥ 0.21s 或 P-R 间期≥相应心率的最高值（图 3-27）。

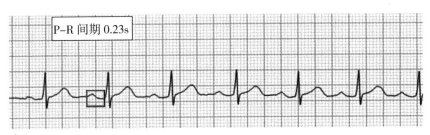

图 3-27　黑框内 P-R 间期延长，为 0.23s，提示Ⅰ°房室传导阻滞

（2）Ⅱ°Ⅰ型房室传导阻滞：P-R 间期逐渐延长，直至出现一次 QRS 波脱漏（P 波后无 QRS 波），此现象周而复始出现（图 3-28）。

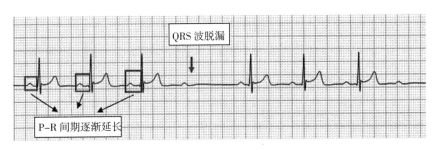

图 3-28　黑框内 P-R 间期逐渐延长，箭头所指处 QRS 波脱漏，为Ⅱ°Ⅰ型
　　　　　房室传导阻滞

（3）Ⅱ°Ⅱ型房室传导阻滞：在有规律的心律中，若干心动周期后出现QRS波脱漏，P-R间期固定（图3-29）。

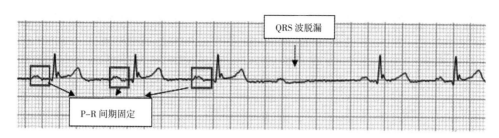

图 3-29　黑框中 P-R 间期固定，箭头处 QRS 波脱漏，为 Ⅱ°Ⅱ 型房室传导阻滞

（4）Ⅲ° 房室传导阻滞：为完全性房室传导阻滞，P 波完全不能下传心室。心电图表现为 P 波与 QRS 波无固定传导关系（P-R 间期不固定），P 波与 QRS 波各自按自己的频率出现，心房率快于心室率，心室率缓慢而匀齐，通常 40~60bpm（图 3-30）。

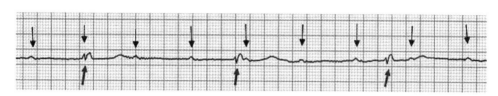

图 3-30　向下箭头处为 P 波，向上箭头所指为 QRS 波，二者无固定关系，P-P
　　　　　频率较快，R-R 频率缓慢，为Ⅲ° 房室传导阻滞

心脏疾患因心电活动异常，常导致各种心律失常。心电图作为无创性心脏病检查手段之一，应用于临床已有百年之久，久盛不衰，在临床心脏病学诊断中具有重要的诊断价值。了解和掌握常见心律失常的心电图表现，对临床诊断和治疗具有重要的指导意义。

二、常见急危重心电图的快速判读

（一）急性冠脉综合征的心电图判读

1. 急性冠脉综合征的心电图演变

急性冠状动脉供血不足时，随着病情的进展，可发生心肌缺血、心肌损伤和心肌坏死。在心电图上可表现为 T 波异常、ST 段移位和坏死性 Q 波的形成。

（1）心肌缺血的心电图改变：可出现 ST 段压低，T 波的倒置、低平和双向。当病变进一步发展，缺血扩展到心外膜下的心肌层时，可出现 ST 段的抬高和 T 波高尖。

（2）心肌损伤的心电图改变：在急性冠状动脉供血不足时，可出现一过性损伤型的 ST 段移位。心内膜下心肌损伤可出现 ST 段下移，呈水平型、下斜型下移 ≥ 0.1mV。ST 段抬高较下移少见，常见于变异型心绞痛、心外膜下心肌损伤、透壁性心肌损伤（图 3-31）。

病情进一步进展可演变为急性心肌梗死。

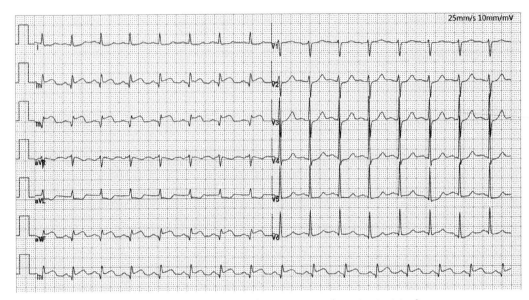

图 3-31　Ⅱ、Ⅲ、avF 导联 ST 段呈急性损伤型抬高

（3）心肌坏死的心电图改变：急性心肌缺血、损伤进一步进展，可出现心肌坏死，为不可逆的心电学改变。在心电图相应导联出现特征性的病理性 Q 波，该 Q 波时限 ≥ 0.03s，深度 > 同导联 R 波的 1/4。

在急性冠脉综合征时，由于心脏电活动的异常，尚可出现一过性的心律失常，例如窦性心律失常，包括窦性心动过速、窦性心动过缓、窦性停搏、窦房阻滞等；室性心律失常，包括室性早搏、室性心动过速、室扑、室颤等；房性心律失常，包括房性早搏、房性心动过速、房扑、房颤等；也可出现房室阻滞、室内阻滞等心律失常。

2. 急性冠脉综合征猝死预警心电图

（1）墓碑样 ST 段改变：由 Wimalaratma 首次报道。为急性心肌梗死早期的表现，ST 段弓背上抬可达 8~16mm，与直立的 T 波融合，R 波矮小，抬高的 ST 段超过其前的 R 波（图 3-32）。老年人发生率高，易发生严重恶性心律失常，死亡率较高。

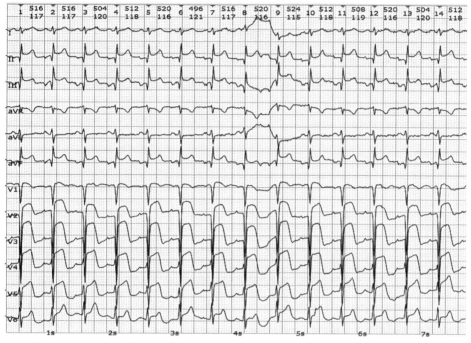

图 3-32 急性下壁、前壁心肌梗死。V2 ~ V4 导联 ST 段呈墓碑样抬高

（2）巨 R 波形 ST 段抬高：1993 年由 Madias 提出，见于心肌梗死超急性期、严重心肌缺血，多见于前壁心肌梗死。表现为 QRS 波与 ST-T 融合，ST 段呈尖峰状抬高或下斜，J 点消失，R 波下降支与 ST-T 融合，浑然呈斜线下移，QRS 波、ST 段、T 波呈一三角形，难以辨认各波酷似巨大 R 波（图 3-33）。

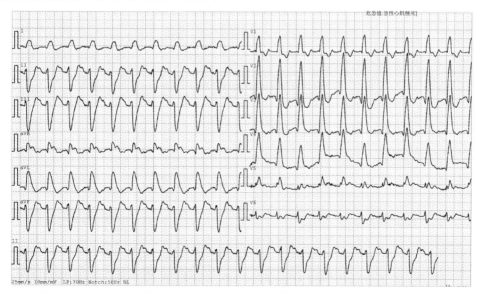

图 3-33 急性前壁心肌梗死。V1 ~ V5 导联呈巨 R 波型 ST 段抬高

（3）缺血性 J 波：在急性、严重的心肌缺血时，心电图可出现新发的 J 波或在原有基础上 J 波的振幅增高或时限延长，称为缺血性 J 波。J 波可为拱顶状或驼峰状，位于 R 波的降支或终末，幅度 ≥ 0.1mV，宽度 ≥ 20ms（图 3-34）。缺血性 J 波的出现提示心外膜与心内膜细胞 1 相及 2 相初期存在明显的复极电位差，为心脏电活动不稳定的标志，是发生恶性室性心律失常的基础，为心脏猝死的预警指标。

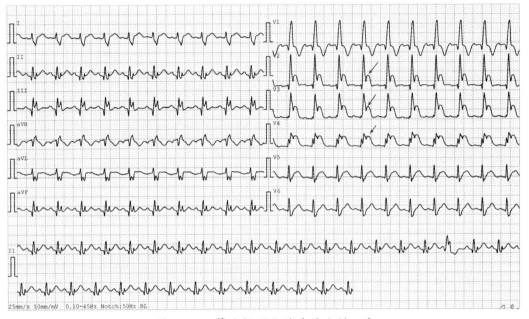

图 3-34　箭头拱顶状的为缺血性 J 波

（4）6+2 心电现象：表现为广泛的 ST 段压低，至少 6 个导联 ST 段压低，多为 II、III、avF、V2~V6 导联，V1 和 avR 导联 ST 段抬高，且 avR 导联抬高大于 V1 导联（图 3-35）。该心电图改变提示左主干闭塞，患者预后差，死亡率高。及早快速诊断，可以挽救患者生命。

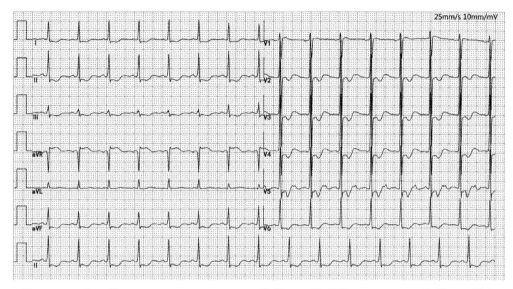

图 3-35 Ⅰ、Ⅱ、avL、avF、V2～V6 导联 ST 段下移，V1、avR 导联 ST 段上抬，为 6+2 心电现象，提示左主干病变

（5）De winter 现象：表现为胸导联 ST 段呈上斜型下移，T 波对称性高耸，下壁导联 ST 段轻度下移，avR 导联 J 点抬高 >1mm，QRS 波时限正常或轻度延长（图 3-36）。为前降支近端急性闭塞心电图表现，可直接进展为透壁性心肌梗死。

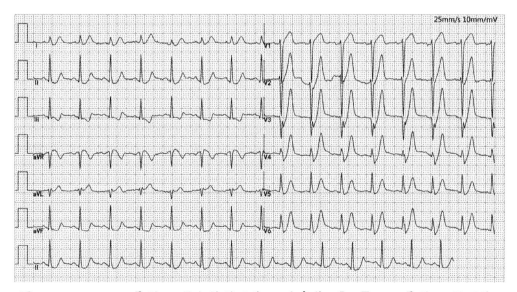

图 3-36 V2～V6 导联 ST 段上斜型下移，T 波高耸，Ⅰ、Ⅱ、avF 导联 ST 段下移，avR 导联 ST 段上抬，为 De winter 现象，提示前降支近端闭塞

（二）宽 QRS 波心动过速的心电图判读

宽 QRS 波心动过速指频率≥ 100bpm，QRS 波时限≥ 0.12s 的心动过速。宽 QRS 心动过速 80% 为室性心动过速，15%~20% 为室上性心动过速，包括室上速伴差传、室上速伴束支阻滞、室上速伴旁路前传、逆向型房室折返性心动过速等。因治疗室上速的有些药物可使室速恶化，故宽 QRS 波心动过速的鉴别诊断显得尤为重要。参考以下条件可进行初步鉴别。

1. 病史的询问

心肌梗死或心肌病患者的宽 QRS 波心动过速几乎为室性心动过速，在诊断时询问病史非常重要。

2. 对照患者既往心电图

患者既往心电图往往能提供一些有用的诊断信息。例如，既往心电图是心室预激，若出现宽 QRS 波心动过速时 R-R 间期不等，提示宽 QRS 波心动过速为房颤或房扑伴旁道前传，若 R-R 间期均等，提示心动过速为逆向型房室折返性心动过速。既往有束支阻滞者，发生心动过速时呈原有束支阻滞的图形，提示为室上速伴束支阻滞。

3. 室性心动过速具有以下特点

（1）室房分离：在心动过速中可见 P 波重叠于 T 波、ST 段、QRS 波中（图 3-37）。

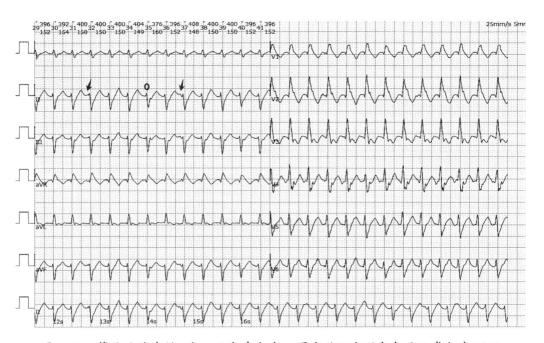

图 3-37　箭头处为窦性 P 波，示室房分离，圆点处 R 波形态介于正常与宽 QRS 波之间，为室性融合波。提示心动过速为分支型室性心动过速

（2）室性融合波或窦性夺获：形态介于宽 QRS 波与窦性激动之间的室性融合波，或偶见窦性激动下传心室的窦性夺获，为诊断室性心动过速的有力证据（图 3-38）；无人区电轴：当 I、II、III、avF 导联 QRS 波主波均为负向时，心电轴位于 -180°～-90° 为无人区电轴，提示室性心动过速（图 3-37、图 3-38 均表示无人区心电轴）。

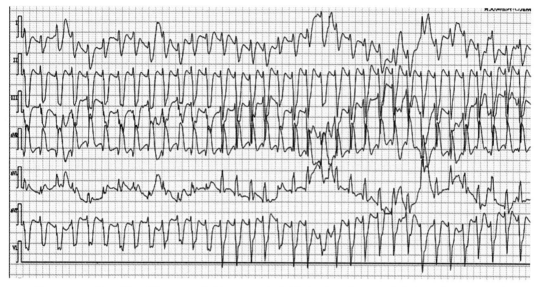

图 3-38　I、II、III、avF 导联 QRS 主波均向下，为无人区电轴，提示心动过速为室性心动过速

（3）胸前导联 QRS 波同向性：负同向性，指胸前导联 QRS 波一致为负向，提示室性心动过速。正同向性，指胸前导联 QRS 波一致为正向，在排外室上速合并旁道前传的心动过速后，提示室性心动过速。

（4）几种宽 QRS 波心动过速的简易鉴别法：对于宽 QRS 波心动过速的鉴别，不少心电学工作者经过多年的实验研究观察，提出了几种简易分步鉴别法，为宽 QRS 波心动过速鉴别诊断提供了更多的鉴别思路。本书中选取 Vereckei 四步法、Brugada 四步法和 avR 单导联鉴别法，供临床医生诊断时参考。

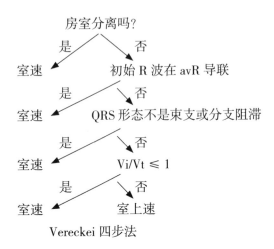

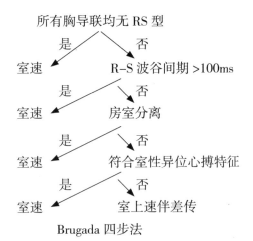

Vereckei 四步法　　　　　　　　　　　　Brugada 四步法

无论心动过速是室性还是室上性，正常心脏通常能耐受的心率为 150bpm。但当心脏明显扩大或合并有急性心肌梗死、严重器质性心脏病时，即使小于 150bpm 的心率也无法耐受。在诊断和治疗宽 QRS 波心动过速时，一定要密切结合患者病史并对照既往心电图，根据患者病情选择合适的治疗方案。

（三）心室扑动和心室颤动的心电图判读

室扑和室颤均为性质极为严重的心律失常，一旦发生极易发生心脏猝死。快速识别其心电图表现，可以及时抢救，最大限度挽救患者生命。

1.心室扑动

表现为各导联 P-QRS-T 波群完全消失，代之以形态、振幅、间隔较为匀齐的正弦样波（心室扑动波），频率为 150~250bpm（图 3-39）。

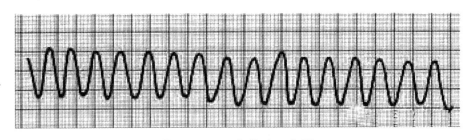

图 3-39　心室扑动心电图

2.心室颤动

各导联 P-QRS-T 波群完全消失，代之以快慢不等、间隔极不匀齐、振幅和形态不一的杂乱波（图 3-40）。

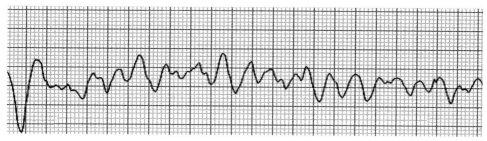

图 3-40　心室颤动心电图

（四）高血钾心电图判读

血钾浓度一般指细胞外的钾浓度，正常为 3.5~5.5mmol/L。当血钾浓度 >5.5mmol/L 时为血钾增高，可出现相应的心电图改变。血钾 >5.5mmol/L 时，可出现 T 波高耸（图 3-41），Q-T间期缩短；血钾 >6.5mmol/L 时，除 T 波高耸外，尚出现 QRS 波时限增宽；血钾 >7.0mmol/L 时，心房肌受抑制，出现 P 波振幅降低，时限延长，P-R 间期延长；血钾 >8.0mmol/L 时，心房肌和心室肌均受抑制，出现 P 波消失，R 波降低，S 波加深及 ST 段下移，呈窦室传导（图 3-42）；血钾 >10.0mmol/L 时，整个房室传导系统被抑制，可出现室性异位搏动，甚至出现心室颤动、停搏。

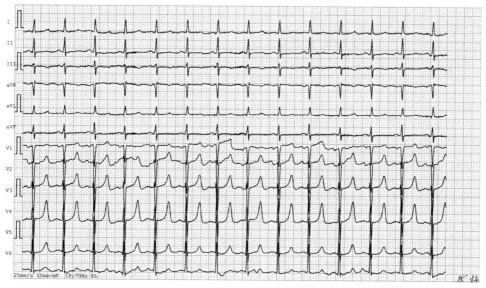

图 3-41　V2~V5 导联 T 波高耸，为高血钾心电图改变

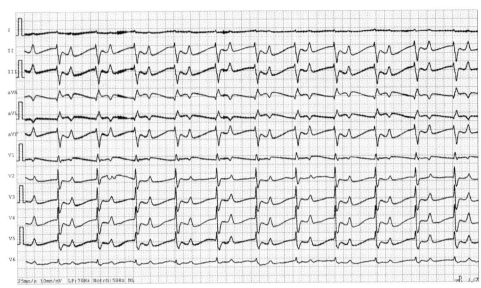

图 3-42　各导联 P 波低平，QRS 波时限增宽至 200ms，Ⅱ、Ⅲ、avF 导联 T 波高尖，

符合高血钾窦室传导，患者血钾 8.3mmol/L

　　心电图改变多与血钾浓度呈一定的相关性，但在实际工作中，二者并不呈绝对的平行关系。高钾血证多合并有其他的电解质紊乱，可相互影响，使心电图变得不典型。在心电图判读中一定要密切结合患者病史。

　　（五）心脏传导系统障碍的急危重心电图识别

　　1. 病窦综合征心电图判读

　　各种原因导致的窦房结功能障碍，可使窦房结发放冲动的频率减慢，心电图呈现严重的窦性心动过缓。当病变进一步进展，累及心房和房室传导系统时，可在过缓的心率基础上，发生严重快速的心律失常，若合并下一级起搏点功能低下，尚可出现过缓的逸搏及逸搏性心律。病窦综合征具有起搏器植入指征。常规心电图检出 >3s 的窦性停搏，应考虑植入起搏器。窦性心律时，清醒状态下出现 >5s 的心室停搏是起搏器植入治疗的指征。

　　2. 高危的房室传导阻滞心电图判读

　　当房室传导阻滞呈以下心电图改变时，属高危房室传导阻滞。容易引发长时间的心室停搏或快速恶性室性心律失常，应考虑尽早植入起搏器治疗。

　　（1）Ⅲ°房室传导阻滞伴逸搏性心律，心室率 <40bpm：心室率过慢，提示下一级起搏点激动形成障碍，容易出现长时间心室停搏（图 3-43）。

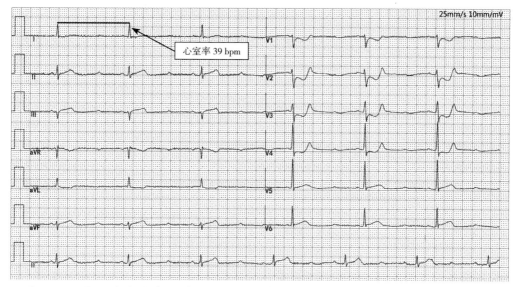

图 3-43　Ⅲ° 房室传导阻滞伴交界区逸搏性心律，心室率 39bpm，提示交界区异位起搏点功能低下，应及早植入起搏器治疗

（2）伴Q-T间期明显延长与T波深度倒置的房室传导阻滞：这类房室传导阻滞，多因严重的心肌缺血导致Q-T间期延长、T波深倒置，心电活动极不稳定，容易引发心室颤动。

（3)伴频发室性早搏的房室传导阻滞: 特别是伴有 Q-T 间期延长的房室传导阻滞，Q-T 间期延长，同时心室易损期也相应延长，此时室性早搏易落入延长的易损期中，引发心室颤动等恶性室性心律失常。

（4）Ⅲ° 房室传导阻滞伴室性逸搏心律，心室逸搏节奏点多变者：提示心室逸搏节奏点不稳定，易出现心室停搏。

（5）交替性的束支传导阻滞伴 P-R 间期延长者：在心电图和动态心电图检查中，若发现左束支传导阻滞的图形与右束支传导阻滞的图形交替出现，并伴有 P-R 间期延长，通常提示双侧束支不等速、非同步阻滞，二者一旦发生同步阻滞，将会导致心室停搏。此类患者无论有无心动过缓，均应尽早植入起搏器治疗。

内科急危重症中，心脏急危重症占相当大的比例，心电图作为最简便快捷的无创性心脏病学检查技术，在心脏急危重症的诊断中具有重要临床意义。但因疾病的相互影响等因素可使心电图变得不典型，因此在急危重心电图的诊断中，强调结合患者病情及其他检查资料进行全面的综合评价，并多次描记心电图是急危重心电图判读的关键。

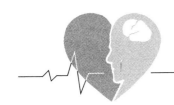

第四章
常见心脑血管疾病的康复

第一节　冠心病的康复及二级预防

冠心病的康复是包括运动治疗在内的心理—生物—社会综合医疗保健。涵盖发病前的预防和发病后的康复，是心血管病全程管理中的重要组成部分。

一、冠心病康复及二级预防的具体内容

1. 生活方式的改变

主要包括指导患者戒烟、合理饮食、科学的运动以及睡眠管理。

2. 双心健康

注重患者心脏功能康复和心理健康的恢复。

3. 循证用药

冠心病的康复必须建立在药物治疗的基础上，因此根据指南循证规范用药是心脏康复的重要组成部分。

4. 生活质量的评估与改善

冠心病康复的目的是提高患者生活质量，使患者尽可能地恢复到正常或者接近正常的生活质量水平。

5. 职业康复

冠心病康复的最终目标是使患者回归家庭、回归社会，继续从事他以前的工作或病后

力所能及的工作。

二、冠心病康复分期及内容

冠心病的康复分为 3 期，即院内康复期、院外早期康复或门诊康复期，以及院外长期康复期。

（一）第 I 期（院内康复期）

缩短住院时间，促进日常生活及运动能力的恢复，增加患者自信心，减少心理痛苦，减少再住院；避免卧床带来的不利影响，提醒戒烟并为 II 期康复提供全面完整的病情信息和准备。

1. 患者早期病情评估

进一步明确冠心病的诊断，了解患者目前症状及药物治疗情况，明确冠心病的危险因素，制定干预计划。

2. 患者教育

为患者分析发病诱因，从而避免再次发病。让患者了解冠心病相关知识，避免不必要的紧张和焦虑，控制冠心病危险因素，提高患者依从性。同时对患者家属的教育也同样重要。一旦患者身体状况稳定，有足够的精力和思维敏捷度，并且知晓自己的心脏问题即可开始患者教育。

3. 运动康复及日常生活指导

患者一旦脱离急性危险期，病情处于稳定状态，运动康复即可开始。参考标准：①过去8h内无新发或再发胸痛。②心肌损伤标志物水平。③无明显心力衰竭失代偿征兆。④过去8h内无新发严重心律失常或心电图改变。通常康复干预于入院24h内开始，如果病情不稳定，应延迟至3~7d以后酌情进行。运动康复应循序渐进，从被动运动开始，逐步过渡到坐位、坐位双脚悬吊在床边、床旁站立、床旁行走，病室内步行以及上1层楼梯或固定踏车训练等。

4. 出院计划

给予出院后的日常生活及运动康复的指导，告诉患者出院后应该和不应该做什么；评估出院前功能状态，如病情允许，建议出院前行运动负荷试验或 6 min 步行试验，客观评估患者运动能力，为指导日常生活或进一步运动康复计划提供客观依据；并告知患者复诊时间，重点推荐患者参加院外早期心脏康复计划（II 期康复）。

（二）第 II 期（院外早期康复或门诊康复期）

一般在出院后 1~6 个月进行。PCI、CABG 后常规 2~5 周进行。与第 I 期康复不同，除患者评估、患者教育、日常活动指导、心理支持外，这期康复计划增加了每周 3~5 次心电和血压监护下的中等强度运动，包括有氧运动、阻抗运动及柔韧性训练等。每次持续30~90min，共 3 个月左右。推荐运动康复次数为 36 次，不低于 25 次。因目前我国冠心病患者住院时间控制在平均 7d，因此，Ⅰ期康复时间有限，Ⅱ期康复为冠心病康复的核心阶段，既是Ⅰ期康复的延续，也是Ⅲ期康复的基础。

1. 康复对象选择

对 AMI 和 (或)ACS 恢复期、稳定性心绞痛、PCI 或 CABG 后 6 个月内的患者，建议尽早进行康复计划。同时应除外暂缓康复治疗的患者，即不稳定性心绞痛，心功能Ⅳ级，未控制的严重心律失常，未控制的高血压 [静息收缩压 >160 mmHg（1mmHg ＝ 0.133 kPa）或静息舒张压 >100 mmHg]。

2. 康复评定

综合患者既往史、本次发病情况、冠心病的危险因素、平常的生活方式和运动习惯以及常规辅助检查，如心肌损伤标志物、超声心动图 (判断有无心脏扩大、左心室射血分数)、运动负荷试验以及心理评估等对患者进行评定及危险分层。指导恢复日常生活能力和作业性活动，为冠心病的日后恢复提供依据。

3. 纠正不良的生活方式

改变不良的生活方式并对患者和家属进行健康教育，包括饮食和营养指导，改变不良生活习惯 (戒烟、限酒)，如何控制体质量和睡眠管理。

4. 冠心病的常规运动康复程序

根据患者的评估及危险分层，给予有指导的运动。其中运动处方的制定是关键。需特别指出，每位冠心病患者的运动康复方案须根据患者实际情况制订，即个体化原则，但应遵循普遍性的指导原则。经典的运动康复程序包括 3 个步骤。

第一步：准备活动，即热身运动，多采用低水平有氧运动，持续 5~10 min。目的是放松和伸展肌肉、提高关节活动度和心血管的适应性，预防运动诱发的心脏不良事件及预防运动性损伤。

第二步：训练阶段，包含有氧运动、阻抗运动、柔韧性运动等，总时间 30~90 min。其中，有氧运动是基础，阻抗运动和柔韧性运动是补充。

第三步：放松运动，有利于运动系统的血液缓慢回到心脏，避免心脏负荷突然增加诱发心脏事件。因此，放松运动是运动训练必不可少的一部分。放松方式可以是慢节奏有氧运动的延续或是柔韧性训练，根据患者病情轻重可持续 5~10 min，病情越重放松运动的持续时间宜越长。

（三）第Ⅲ期（院外长期康复）

也称社区或家庭康复期。为心血管事件 1 年后的院外患者提供预防和康复服务，是第

Ⅱ期康复的延续。这个时期，部分患者已恢复到可重新工作和恢复日常活动。为减少心肌梗死或其他心血管疾病风险，强化生活方式改变，进一步的运动康复是必要的。此期的关键是维持已形成的健康生活方式和运动习惯。另外，运动的指导应因人而异，低危患者的运动康复无须医学监护，中、高危患者的运动康复中仍需医学监护。因此，对患者的评估十分重要，低危及部分中危患者可进一步Ⅲ期康复，高危及部分中危患者应转上级医院继续康复。此外，纠正危险因素和心理社会支持仍需继续。

三、冠心病患者的循证规范用药

国内外冠心病指南一致强调，改善冠心病患者预后的重要措施是充分使用有循证证据的二级预防药物。有充分循证证据的二级预防用药包括：抗血小板药物、β受体阻滞剂、ACEI/ARB、他汀类药物。

1. 抗血小板药物

若无禁忌证，所有冠心病患者均应长期服用阿司匹林 80~100 mg/d，若不能耐受，可用氯吡格雷 75 mg/d 代替。发生 ACS 或接受 PCI 治疗的患者，需联合使用阿司匹林 100 mg/d 和氯吡格雷 75 mg/d 治疗 12 个月。

2. β受体阻滞剂和 ACEI/ARB

若无禁忌证，所有冠心病患者均应使用 β受体阻滞剂和 ACEI，如患者不能耐受 ACEI，可用 ARB 类药物代替。β受体阻滞剂可选择美托洛尔、比索洛尔和卡维地洛，个体化调整剂量，将患者清醒时静息心率控制在 55~60 次 /min 为佳。

3. 他汀类药物

若无他汀使用禁忌证，即使入院时患者 TC 和 (或)LDL-C 无明显升高，也可启动并坚持长期使用他汀类药物。

四、冠心病患者生活方式的调整

1. 合理膳食

评估饮食习惯和营养结构：每日能量摄入，饮食中饱和脂肪酸、盐及其他营养成分的比例。

2. 戒烟限酒

彻底戒烟，并远离烟草环境，避免二手烟的危害，严格控制酒精摄入。

3. 情绪管理

目前的心脏康复主要关注体力活动的恢复，而忽略了患者心理因素对康复的影响。实际上，冠心病的情绪管理应贯穿冠心病全程管理的始终，积极识别患者的精神心理问题，并给予对症处理。

4. 睡眠管理

临床医生对冠心病患者的失眠问题应足够重视，早期给予有效的预防和控制。在冠心病的康复阶段常可遇到各种应激，对预后有明显影响，因此要注意指导患者及家属做好心理、家庭、社会等方面的再适应。

5. 建立随访系统

通过定期随访，指导患者生活方式改变，根据病情适当调整药物治疗方案，定期进行健康教育，提高患者依从性，应充分发挥电子病历和现代信息技术的优势，建立数据库。

第二节　慢性心力衰竭的心脏康复

慢性心力衰竭（chronic cardiac failure）是心血管疾病的终末期表现，具有高发病率、高住院率、高病死率等特点，给家庭和社会带来沉重的负担。延长生存期，提高生活质量是目前临床面临的难题，大量研究表明，以运动为核心的心脏康复能显著改善慢性心力衰竭患者的运动耐力、临床预后，提高生活质量，改善抑郁情绪，降低再住院风险；对左心室重构及舒张功能也有改善作用。

1964 年，世界卫生组织（WHO）对心脏康复的定义：确保心脏病患者获得最佳的体力、精神、社会功能的所有方法的总和，以便患者通过自己的努力在社会上尽可能恢复正常的功能，过主动的生活。心脏康复内容：医学评估、运动训练、心理咨询、营养咨询、教育及危险因素控制等方面的综合医疗。其中，运动训练也称为运动康复，是心脏康复的基石，因此，称之为以运动为核心的心脏康复。

一、慢性心衰心脏康复的内容及评估

慢性心衰的心脏康复通过六大处方，包括系统评估、药物处方、运动处方、营养处方、心理处方（含睡眠管理）、患者教育。评估是心脏康复的前提，有助于了解患者的整体状态、危险分层以及影响疗效和预后的各种因素，为患者制定优化治疗策略，实现心衰的全面、全程管理。评估时间包括 5 个时间点，分别为：初始基线评估、每次运动治疗前评估、针对新发或异常体征/症状的紧急评估、心脏康复治疗周期中每 30d 再评估以及结局评估。

（一）系统评估

评估内容包括如下几方面：

1. 病史采集

通过问诊了解并记录患者的病史、规范使用心衰药物情况。

2. 生命体征和生化检测

通过监测患者的生命体征及血生化指标，了解患者病情是否平稳及其严重程度和预后。

3. 功能学检查

通过心电图、X线胸片、超声心动图、运动负荷试验及其他徒手评定方法等，主要了解心脏结构和舒缩功能、心电活动、心肺储备功能、潜在的心血管风险、肌力和肌肉耐力、柔韧性、平衡性、协调性等。

4. 社会心理状态和生活质量评估

可选用健康调查表以及明尼苏达心衰生活质量问卷等评估患者的日常生活能力和生活质量；通过健康问卷评估患者的精神心理状态；采用匹兹堡睡眠质量评定量表客观评价患者的睡眠质量。

5. 了解并记录患者日常

运动习惯、饮食习惯、液体出入量/体重管理、盐的摄入和营养状况以及对疾病的看法和自我管理效能；检查患者是否有限制运动的因素，如肌肉骨骼系统疾病、贫血、电解质紊乱以及血糖水平等限制运动能力的因素。

（二）运动处方

1. 慢性心衰运动康复适应证与禁忌证

根据国际临床共识/指南的建议，适应证：急性失代偿心衰患者（包括慢性心衰急性发作）若生命体征平稳则需早期活动（Ⅰ期康复）。对于纽约心脏协会（NYHA）心功能Ⅰ~Ⅲ级生命体征平稳的慢性心衰患者建议运动康复。禁忌证：①急性冠状动脉综合征早期（2d内）。②恶性心律失常。③急性心衰（血液动力学不稳定）。④静息血压>200/110mmHg。⑤高度房室传导阻滞。⑥急性心肌炎、心包炎或心内膜炎。⑦有症状的主动脉瓣重度狭窄。⑧严重的肥厚型梗阻性心肌病。⑨急性全身性疾病。⑩心内血栓。⑪近3~5d静息状态进行性呼吸困难加重或运动耐力减退。⑫低功率运动负荷出现严重的心肌缺血（<2代谢当量，或<50W）。⑬糖尿病血糖未控制理想。⑭急性栓塞。⑮血栓性静脉炎。⑯新发心房颤动或心房扑动。

相对禁忌证：①过去1~3d内体重增加>1.8kg。②正接受间断或持续的多巴酚丁胺治疗。③运动时收缩压降低。④NYHA心功能Ⅳ级。⑤休息或劳力时出现复杂性室性心律失常。⑥仰卧位时静息心率≥100次/min。⑦合并有运动受限的疾病。

2. 慢性心衰运动康复危险分层（表4-1）

危险分层结果有助于决策慢性心衰患者运动中监管、心电及血压监护的要求。

表 4-1 美国心脏协会危险分层标准

危险级别	NYHA 心功能分级	运动能力	基础疾病及临床特征	监管及 ECG、血压监护
A	I	>6METs	无心脏病史无症状	无须监管及 ECG、血压监护
B	I 或 II	>6METs	有基础心脏病，无心力衰竭症状，静息状态或运动试验 ≤ 6METs 时无心肌缺血或心绞痛，运动试验时收缩压适度升高，静息或运动时未出现持续性或非持续性室性心动过速，具有自我监测运动强度能力	只需在运动初期监管及 ECG、血压监护
C	III 或 IV	<6METs	有基础心脏病，运动负荷 <6METs 时发生心绞痛或缺血性 ST 段压低，收缩压运动时低于静息状态，运动时非持续性室性心动过速，有心脏骤停史，有可能危及生命	整个运动过程需医疗监督指导和 ECG 及血压监护，直至确立安全性
D	III 或 IV	<6METs	严重基础心脏病，失代偿心力衰竭，未控制的心律失常，可因运动而加剧病情	不推荐以增强适应为目的的活动，应重点恢复到 C 级或更高级，日常活动须根据患者评估情况由医师确定

3. 运动处方原则

遵循运动处方制定的总原则，包括 6 大要素：运动种类、运动强度、运动频率、运动时间、运动进度、注意事项。运动种类以改善心肺功能的有氧运动为主，辅助抗阻运动、柔韧性运动、平衡运动及呼吸肌训练，柔韧性运动可以作为热身和整理运动。对大多数慢性心衰患者，在 3~4 周内逐步增加运动强度、时间、频率，目标运动总量逐步达到 3~7 MET-h/wk。

4. 运动处方具体内容

有氧运动：①有氧运动种类：包括步行、跑台、功率车等，也可以结合自身的条件，选择太极拳、八段锦、舞蹈、体操等。②强度可参照运动试验测得的峰值心率、HRR（HRR= 最大运动时心率 – 静息时心率）、peakVO$_2$、储备摄氧量（VO$_2$）（储备 VO$_2$=peakVO$_2$– 静息 VO$_2$）、AT 或自主疲劳指数（RPE）制定。③有氧运动时间和频率：目标水平分别为 20~60min/ 次和 ≥ 5 次 / 周。对于最初运动耐量极差的患者，开始可用间歇性运动，经过几周后，随每次运动时间延长，休息时间相应缩短，直至可完成连续的 30min 运动。无论选择哪种方法，在增加运动强度之前，运动持续时间和频率都应增至目标水平。运动时间中须包括 5~10min 的热身和整理运动。④运动进度：通常经过 6~8 周左右的运动，运动耐力有所改善，可考虑运动强度和运动时间逐渐加强。一般情况下，每 4 周复测运动试验，根据运动试验的结果调整运动处方，直至完成 36 次运动治疗，以后半年或 1 年复测运动试验调整。⑤安全注意事项：a.认真评估，运动中注意热身与整理阶段，高度重视患者运动中不适主诉及症状、体征的变化，做好应急预案。b.学会识别高危患者，危险分层为 C、D 级患者要求运动时佩戴心率监测设备，必要时佩戴血氧饱和度监测设备，以保证运动治疗的有效和安全。c.正确处理糖尿病患者运动与药物相互作用的关系，运动时间应避开降糖药物血药浓度达到高峰的时间，在运动前、中或后，可适当增加饮食，避免出现低血糖。

抗阻运动：抗阻运动是有氧运动的有效补充，两者结合可增加运动康复的效果。慢性心衰抗阻运动适应证：在慢性心衰患者急性发作期待生命体征平稳后早期活动建议低强度的抗阻运动。非低强度抗阻运动建议稳定期慢性心衰经历3~4周有氧运动后方可进行。对符合行抗阻运动训练的慢性心衰患者，首先进行肌力测试，并据此制定抗阻运动处方。抗阻运动处方同有氧运动一样包括运动强度、频率、持续时间、方式、进展、注意事项6个方面。①抗阻运动种类：等张训练、等长训练和等速训练。抗阻运动方式多样，可采用克服自身体质量训练，或借助于使用各种设备，包括自由举重/哑铃，踝部重量袋，弹力带，滑轮或力量训练机。应指导患者正确的方法（即通过全方位的移动缓慢控制运动），不屏气或无Valsalva动作，一次训练一个主要肌肉群：主要有推胸练习、肩上推举、三头肌伸展、肱二头肌屈曲、下背部伸展训练、背阔肌下拉、腹部紧缩、股四头肌伸展、腿（腿筋）屈曲、小腿提高。②抗阻运动强度：1次重复最大力量（1-repetition maximum，1-RM）定义：单次运动完成所能耐受的最大重量，为抗阻运动强度的参照。由于1-RM测量可能对心衰患者增加心血管风险，目前并不常用。慢性心衰患者由于多数合并肌肉力量下降和肌肉减少症，建议早期可以采用小哑铃、弹力带简单器具或抬腿等克服自身体质量训练（心率增加<20次/min，RPE<12）。病情稳定后通常在数周至数月内，逐渐增加抗阻运动训练强度，上肢从40%1-RM至70%1-RM，下肢从50%1-RM至70%1-RM，分别重复8~15次，RPE<15，并确保每次训练的正确实施，以避免肌肉骨骼伤害的可能性。通过使用>60%1-RM重负荷的训练，可获得更大的力量优势，但对于增加肌肉的维度的效果没有优势。但太低的运动强度同样存在弊端，研究表明，在没有有效的血流限制的情况下，至少需要超过30%1-RM的强度才能起到对Ⅱ型肌纤维的活化作用。因此，抗阻运动的处方强度，需要在准确评估肌肉衰减是以肌肉力量为主还是肌肉维度为主，从而个体化地为患者制定抗阻运动的强度。③抗阻运动的频率：每周应对每个肌群训练2~3次，同一肌群练习时间应间隔至少48h。④抗阻运动的持续时间：上肢肌群、核心肌群（包括胸部、肩部、上背部、下背部、腹部和臀部）和下肢肌群可在不同日期交替训练；每次训练8~10个肌群，目标为每个肌群每次训练1~3组，从1组开始循序渐进，每组10~15次，组间休息2~3min。⑤抗阻训练的进展：当患者每个肌肉群能够轻松完成3组训练并每组重复10~15次，重量可增加约5%，重复次数从一组开始，每组次数10~15次，最终增加到70%1-RM，重复10~15次。老年心衰患者可增加每组重复次数（如15~25次/组），减少训练强度。⑥抗阻运动的注意事项：a.注意调整呼吸模式，运动时避免Vasalva动作。b.抗阻运动前、后应做充分的准备活动及整理活动。c.运动时保持正确姿势，抗阻训练不应引起明显肌肉疼痛。d.若患者出现症状，如头晕，心悸或呼吸急促等，应停止运动。e.对抗阻运动可能存在风险的慢性心衰患者，应从低强度开始，并监测血压和心率。

5. 柔韧性运动

（1）柔韧性运动种类：动力拉伸和静力拉伸。

（2）柔韧性运动强度：包括牵拉某关键肌肉群和肌腱的次数和持续的时间。一般关键肌肉群牵拉 3~5 次，每次 20~30s。

（3）柔韧性运动时间：牵拉肌肉群和肌腱每次持续 20~30s。

（4）柔韧性运动频率：2~3 次 / 周。

（5）运动进度：循序渐进增加肌肉群的牵拉次数。

（6）柔韧性运动的注意事项：①应根据动作的难度、幅度等，循序渐进、量力而行。②防止拉伤。

6. 呼吸肌训练

慢性心衰患者由于心排量降低导致外周骨骼肌（包括呼吸肌）的低灌注及血管的收缩，从而产生代谢和结构的异常，导致呼吸肌的萎缩，进一步加重呼吸困难。因此呼吸肌训练对慢性心衰患者尤为重要。

（1）缩唇呼吸训练：练习时嘴唇半闭（缩唇）时呼气，类似于吹口哨的嘴形，使气体缓慢均匀地从两唇间缓缓吹出，吸气时闭嘴用鼻缓慢吸气，稍屏气后行缩唇呼气，吸与呼时间比为 1∶2。这种方法可增加呼气时支气管内的阻力，防止小气道过早塌陷，有利于肺泡内气体排出。

（2）腹式呼吸训练：患者舒适位站立或坐位，左手置于胸前，右手置于腹部，鼻子慢慢深吸气，尽力将腹部鼓起，然后以口呼吸，尽量将腹内收（此时口型为鱼口状），呼吸要深，尽量延长呼气时间，10min/ 次左右。

（3）人工对抗阻力呼吸训练：可借助呼吸训练器，患者含住气球吸嘴，收拢嘴唇，使吸嘴将舌体下压，保持口腔及呼吸道通畅，缓慢用力吸气，自我调节吸气流速，直至浮标球全部吸起，要循序渐进，以不疲劳为度，尽量将吸气时间保持较长，使浮标球在相应的高度停留时间长，然后将吸嘴拔出，缓慢缩唇呼气，放松休息 2min 后下次锻炼。以上方法强度要循序渐进，注意防止过度换气，出现头晕、目眩、气急。2~3 次 /d，10min/ 次左右。有研究显示，采取 35%~60% 最大吸气压力（PImax）进行吸气肌训练，平均每日进行 20~30min，每周 5 次，持续 8 周，可以提高 peakVO₂、6MWD，降低二氧化碳通气当量斜率（VE/VCO₂slope），改善呼吸困难及增加 PImax。对于慢性心衰患者建议长期进行呼吸肌训练。

7. 慢性心衰患者运动康复流程

目前倾向于心衰的早期活动，对于慢性心衰急性发作期，在生命体征平稳情况下，除纠正诱发因素、优化药物治疗外，若患者不存在活动禁忌的情况下（如伤口活动性出血、谵妄状态等），建议早期活动（Ⅰ期康复）：低强度抗阻运动、关节松动、呼吸肌训练。目标是早日离床、减少卧床带来的不利影响及并发症。待功能状态逐步改善、病情稳定后，进行再次康复评定，以进入到下一阶段（Ⅱ～Ⅲ期康复）。在医院及基层医院门诊进行运动康复（可以根据危险分层评估结果确定是否需要心电与血压监护以及监护的次数）（Ⅱ期康复），以及家庭康复（Ⅲ期康复），家庭康复阶段在条件允许下患者可选择家庭远程监测，开展运动治疗。随访形式可以电话随访或门诊随访形式，也可以建立电子随访系统及微信群等。危险分层为 B、C 级患者需要心电与血压监护。

8. 特殊慢性心衰患者运动处方及注意事项

（1）植入型心脏复律除颤器（ICD）/ 心脏再同步化治疗（CRT）/ 心脏再同步化治疗心脏复律除颤器（CRT-D）植入患者。

除常规心脏康复评估内容外，着重了解起搏心率设定的阈值及 ICD 放电设定的心率阈值，必要时需了解动态心电图（Holter）及心脏电生理检查的结果。通过运动负荷试验结果了解心率对运动的变时性反应（若患者的心率在运动测试过程中没有增加，提示运动训练需要谨慎），有无运动诱发心律失常及药物治疗的效果，是否达到 ICD 放电的阈值等。运动负荷试验对医患心理起到积极作用。

运动处方：①运动形式：建议有氧运动，避免爬高、游泳等运动形式，以防 ICD 放电造成不良后果。因抗阻、柔韧性运动证据不足，目前暂不建议。②运动强度：低—中高强度；心率低于 ICD 放电设定的心率 20 次。③运动时间：起始 10~15min，逐步增加至 30~60min/ 次。④运动频率：3~5 次 / 周。建议起初在监护下运动，每 30d 再评估，循序渐进调整有氧运动强度、时间、频率等。

（2）接受心脏移植患者。

接受心脏移植患者运动康复分 3 个阶段：①术前预康复。②术后急性期：建议尽早运动，需在心电、血压监护下进行。包括进行体位管理，起初被动活动强度以心率增加 <20

次/min，BorgRPE11~13为宜。然后，从被动活动逐渐过渡到主动活动、离床活动。呼吸肌训练（可以从30%PImax逐渐达到60%PImax，每7~10d调整，20~30min/d，3~5次/周；缩唇呼吸、呼吸器辅助训练、膈肌起搏都可选择）。急性期康复注意事项：呼吸频率<30次>90%；排异反应严重的情况下停止早期运动康复。③恢复期：为常规建议，以改善运动耐力、生活质量、改善心理状态、恢复自信，早日回归社会。

运动处方：①每次运动前后，热身（拉伸、低强度有氧运动）10min。②术后6周内：走路/功能自行车；术后6周：有氧运动/快步走/水上运动。时间：每次5~10min，逐步增加5min，以达到30~60min/次。频次：5~7次/周。③抗阻运动（徒手/器械/弹力带）；时间：1~3组，每组8~15次重复。频次：2~3次/周。注意事项：术后6~8周行运动负荷试验（心肺运动试验、6MWT）；在移植最初几个月内，移植患者心脏自主神经功能欠缺，表现出静息心率较快，运动峰值心率多出现在恢复期的最初几分钟内；运动强度监测最初不宜采用心率；需要在监护下运动。

（三）药物处方

心衰药物（利尿剂、肾素–血管紧张素抑制剂、β受体阻滞剂、醛固酮受体拮抗剂、伊伐布雷定、洋地黄类药物、中医中药治疗、其他药物等）使用的适应证、禁忌证和具体使用方法可参见《中国心力衰竭诊断和治疗指南2018》和《2017ACC/AHA心力衰竭管理指南》。

（四）心理处方

慢性心衰患者常合并抑郁、焦虑等精神心理问题，是导致心衰患者治疗不依从、预后不良的重要因素。心理处方可参照《在心血管科就诊患者的心理处方中国专家共识》。

（五）营养处方

慢性心衰营养处方是根据慢性心衰患者生理、心理特点及病理、病情制定特定的膳食处方并通过适宜的途径给予，以改变其营养状况并纠正营养失衡、增强机体抵抗力、促进组织修复，达到辅助治疗的目的。慢性心衰营养处方原则可参照《心血管疾病营养处方专家共识》及《慢性心力衰竭心脏康复》。

1.适当的能量

既要控制体重增长，又要防止心脏疾病相关营养不良发生。心衰患者的能量需求取决于目前的干重（无水肿情况下的体重）、活动受限程度以及心衰的程度，一般给予25~30kcal/kg理想体重。活动受限的超重和肥胖患者，必须减重以达到一个适当体重，以免增加心肌负荷，因此，对于肥胖患者，低能量平衡饮食(1000~1200kcal/d)可以减少心脏负荷，有利于体重减轻，并确保患者没有营养不良。严重的心衰患者，应按照临床实际情况需要进行相应的营养治疗。

2. 防止心脏疾病恶液质发生

由于心衰患者增加能量消耗 10% ~20%，且面临疾病原因导致进食受限，约 40% 的患者面临营养不良的风险。根据营养风险评估评分，确定进行积极的肠内肠外营养支持。

3. 注意水、电解质平衡

根据水钠潴留和血钠水平，适当限钠，给予不超过 3g 盐的限钠膳食。若使用利尿剂者，则适当放宽。由于摄入不足、丢失增加或利尿剂治疗等可出现低钾血症，应摄入含钾高的食物。同时，应监测使用利尿剂者镁的缺乏问题，并给予治疗。如因肾功能减退，出现高钾、高镁血症，则应选择含钾、镁低的食物。另外，给予适量的钙补充在心衰的治疗中有积极的意义。心衰时水潴留继发于钠潴留，在限钠的同时多数无须严格限制液体量。但考虑过多液体量可加重循环负担，故主张成人液体量为 1000~1500mL/d，包括饮食摄入量和输液量。产能营养物质的体积越小越好，肠内营养管饲的液体配方应达到 1.5~2.0kcal/mL 的高能量密度。

4. 低脂膳食，给予 n-3 多不饱和脂肪酸

食用富含 n-3 脂肪酸的鱼类和鱼油可以降低高 TG 水平，预防房颤，甚至有可能降低心衰病死率。建议每天从海鱼或者鱼油补充剂中摄入 1g n-3 脂肪酸。

5. 充足的优质蛋白质，应占总蛋白的 2/3 以上

6. 适当补充 B 族维生素

由于饮食摄入受限、使用强效利尿剂以及年龄增长，心衰患者存在 $VitB_1$ 缺乏的风险。摄入较多的膳食叶酸和 $VitB_6$ 与心衰及卒中死亡风险降低有关，同时有可能降低高同型半胱氨酸血症。

7. 少食多餐，食物应以软、烂、细为主，易于消化

8. 戒烟、戒酒

（六）提高慢性心衰患者心脏康复依从性和自我管理的方法

1. 确定随访时间

出院 3 个月内建议患者每个月随访 1 次，以后可延长为每 3 个月随访 1 次。

2. 体重管理

应指导患者学会通过自测体重和记录尿量，调整利尿剂用量。建议每天液体入量不超过 1.5L，每 2 周检测一次电解质。24h 体重增加 >1.5kg 或者 3d 体重增加 >2.0kg，表明液体潴留正在加重，需增加利尿剂使用剂量。

3. 健康教育

通过健康教育以加强慢性心衰患者自我管理能力的培养。第一次与患者接触时，明确告诉患者复诊的时间，应该服用的药物和剂量，血压、心率的监测方法和次数，记录液体

出入量以及监测体重的方法，对教育效果进行评价和反馈，了解患者认知和执行的薄弱环节，并在后续接触中持续调整和改进。健康教育课程包括：什么是心衰；引起心衰发生和加重的病因和诱发因素；心衰的药物及非药物治疗、运动治疗、营养支持、心理恢复。

第三节　常见脑血管病的康复

一、概　念

脑血管病（cerebrovascular disease）是脑血管病变导致脑功能障碍的一类疾病的总称，又名"脑卒中""脑血管意外""中风病"。脑血管病是神经系统的常见病、多发病，具有发病率高、致残率高、死亡率高和复发率高的特点，严重危害人类的生命健康。常见脑血管病包括出血性脑血管病，如：脑出血、蛛网膜下腔出血等；缺血性脑血管病，如脑梗死、脑栓塞及腔隙性脑梗死等。

中医多将脑血管病归属为"中风病"，又名卒中。中风病是在气血内虚的基础上，遇有劳倦内伤、忧思恼怒、嗜食厚味、烟酒等诱因，进而引起脏腑阴阳失调，气血逆乱，直冲犯脑，形成脑脉痹阻或血溢脑脉之外。临床以突然昏仆、半身不遂、口舌歪斜、言语言謇涩或失语、偏身麻木为主证，并且具有起病急、变化快，如风邪善行数变的特点，是好发于中老年的一种常见病。

二、诊断要点

（一）西医诊断要点

常见脑血管病包括：脑梗死、脑出血、蛛网膜下腔出血等，诊断要点如下：

1. 脑梗死

（1）动脉粥样硬化性脑梗死。

①常于安静状态下发病。

②大多数发病时无明显头痛和呕吐。

③发病较缓慢，多逐渐进展或阶段性进行，多与脑动脉粥样硬化有关，也可见于动脉炎、血液病等。

④一般发病后 1 ~ 2d 内的意识清楚或轻度障碍。

⑤有颈内动脉系统和（或）椎基底动脉系统症状和体征。

⑥应做 CT 或 MRI 检查。

⑦腰穿脑脊液，一般不应含血。

（2）脑栓死。

①多为急骤发病。

②多数无前驱症状。

③一般意识清楚或有短暂性意识障碍。

④有颈动脉系统和（或）椎基底动脉系统的症状和体征。

⑤腰穿脑脊液一般不含血，若有红细胞，则可考虑出血性脑梗死。

⑥栓子的来源可为心源性，也可同时伴有其他脏器、皮肤、黏膜等栓塞症状。

（3）腔隙性梗死。

①发病多由于高血压及动脉粥样硬化引起，呈急性或亚急性起病。

②多无意识障碍。

③应进行 CT 或 MRI 检查，以明确诊断。

④临床表现都不严重，较常见的为纯感觉性脑卒中、纯运动性轻偏瘫、共济失调性轻偏瘫、构音不全手笨拙综合征或感觉运动性脑卒中等。

⑤腰穿脑脊液无红细胞。

（4）无症状性梗死：为无任何脑及视网膜症状的血管疾病，仅为影像学证实，可视具体情况决定是否作为临床诊断。

2. 脑出血

脑出血好发部位为壳核、丘脑、尾状核头部、中脑、桥脑、小脑、皮质下白质即脑叶、脑室及其他。主要是高血压性脑出血，也包括其他病因的非外伤性脑内出血。

高血压性脑出血的诊断要点如下：

（1）常于体力活动或情绪激动时发病。

（2）发作时常有反复呕吐、头痛和血压升高。

（3）病情进展迅速，常出现意识障碍、偏瘫和其他神经系统局灶症状。

（4）多有高血压病史。

（5）CT 应作为首选检查，头颅 CT 检查发现高密度病灶。

（6）腰穿脑脊液多含血和压力增高（其中 20% 左右可不含血）。

3. 蛛网膜下腔出血

蛛网膜下腔出血主要是指动脉瘤、脑血管畸形或颅内异常血管网症等出血引起。

（1）发病急骤。

（2）常伴剧烈头痛、呕吐。

（3）一般意识清楚或有意识障碍，可伴有精神症状。重者，突然昏迷并在短期内死亡。

（4）多有脑膜刺激征，少数可伴有颅神经麻痹及轻偏瘫等局灶体征。

（5）眼底检查可见视网膜出血，视网膜前即玻璃体膜下片状出血，这一征象的出现常具有特征性意义。

（6）腰穿脑脊液呈血性。

（7）CT应作为首选检查。

（8）全脑血管造影可帮助明确病因。

（二）中医诊断要点

1. 主证

半身不遂，神志昏蒙，言语謇涩或不语，偏身感觉异常，口舌歪斜。

2. 次证

头痛，眩晕，瞳神变化，饮水发呛，目偏不瞬，共济失调。

3. 起病方式

急性起病，发病前多有诱因，常有先兆症状。

4. 发病年龄

多在40岁以上。

具备2个主证以上，或1个主证、2个次证，结合起病、诱因、先兆症状、年龄等，即可确诊；不具备上述条件，结合影像检查结果，亦可确诊。

三、康复治疗

（一）康复原则

（1）选择合适的康复时机。

（2）康复评定贯穿中风病治疗的全过程。

（3）康复治疗计划是建立在康复评定的基础上，由康复治疗小组共同制定，并逐步加以完善的。

（4）康复治疗要遵循循序渐进，需要患者及家属主动参与及配合。

（5）采用综合康复治疗措施，包括运动疗法、物理因子治疗、作业治疗、中医药康复治疗等。

（6）常规药物治疗和必要的手术治疗。

（二）康复评定

中风康复评定是指对中风患者的功能状况进行客观、定性或定量的评价，即对患者各方面情况的收集、量化和分析，并对结果做出合理解释的过程。它是制定康复治疗计划的基础和前提，并贯穿于康复治疗过程的始末。常用的评定量表如下：

1.肌力评定

肌力评定是评定受试者在主动运动时肌肉或肌群的收缩力量，借以评定肌肉的功能状态及障碍的程度，是制订康复治疗方案、评定康复疗效和判断预后的依据。最常用肌力评定的方法为徒手肌力检查（manual muscle test，MMT）。MMT不需特殊的检查器具，简便、易行，不受检查场所的限制，其结果可靠、有效，得到世界公认。目前多应用Lovett肌力分级法，即采用六级评分法（表4-2）。

表4-2　MMT肌力分级标准

级别	判定标准
0	肌肉无任何收缩，无关节活动
1	触诊可摸到有肌肉收缩，但不能引起任何关节活动
2	不能对抗重力，消除重力影响下能进行全关节范围的活动
3	能对抗重力运动，且能完成全关节范围的活动，但不能对抗任何阻力
4	能对抗阻力，但其大小达不到5级的水平
5	能对抗的阻力与正常相应肌肉的力量相同，并能完成全关节范围的活动

2.改良Ashworth痉挛评定量表

肌痉挛的检查和评价是康复处理的前提和效果判断的依据。临床上较常用的肌痉挛的评估方法为手法检查，操作简单方便。改良Ashworth痉挛评定量表是最常用的手法检查评估方法之一（表4-3）。

表4-3　改良Ashworth痉挛评估量表

等级	标　准
0	无肌张力增加，被动活动患侧肢体在整个范围内均无阻力
1	肌张力轻度增加：被动活动患侧肢体时，在关节活动范围内未有轻微的阻力或突然出现卡住和释放
1+	肌张力轻度增加，在关节活动50%范围内出现突然卡住，在关节活动50%范围内均有较小阻力
2	肌张力中度增加，在关节活动的大部分范围内有明显阻力，但受累部分仍能比较容易进行被动活动
3	肌张力显著增高，被动活动患侧肢体比较困难
4	僵直：直于屈或伸的位置，不能活动，肌张力极度增加，患侧肢体不能被动活动，肢体僵硬于屈曲或伸展位

3.Brunnstrom评价法

Brunnstrom评价法是中风后偏瘫运动功能障碍最常见的评价方法。它以Brunnstrom偏瘫恢复六阶段的理论为依据，将上肢、手、下肢的运动功能恢复过程分为六级。该法省时、简便易行，在临床检查中应用最多（表4-4）。

表4-4　Brunnstrom偏瘫运动功能评价表

阶段	上肢	手	下肢
I	无随意运动	无任何运动	无任何运动
II	仅出现联合反应的模式	仅有极细微的屈伸	仅有极少的随意运动
III	可随意发起联带运动，联带运动达高峰	可做钩状抓握运动，但不能指	在坐和站位上，有髋、膝、踝的协同性屈曲
IV	出现部分分离运动：①肩0°，肘屈90°下，前臂可旋前旋后。②在肘伸直的情况下，肩可前屈90°。③手背可触及腰骶部	能侧捏及伸开拇指，手指有半随意小范围内的伸展活动	在座位上，可屈膝90°以上，可使足后滑到椅子下方。在足跟不离地的情况下，能使踝背屈
V	出现分离运动：a.肘伸直，肩可外展90°。b.在肘伸直、肩前屈30°~90°的情况下，前臂可旋前旋后。c.肘伸直、前臂中立位时，上肢上举过头	可作球状和圆柱状抓握运动，手指可同时伸展，但不能单独伸展	健腿站，患腿可先屈膝后伸髋；在伸膝的情况下，可做踝背屈（重心落在健腿上）
VI	运动协调近于正常，手指指鼻无明显辨距不良，但速度比健侧慢（≤5s）	所有抓握均能完成，但速度和准确性比健侧差	在站立位时，可使髋外展到超出抬起该侧骨盆所能达到的范围；坐位时，在伸直膝关节的情况下，可内外旋下肢，合并足的内外翻

4. 吞咽困难的评定

吞咽功能的临床筛查评定最常用的方法是饮水试验。检查时患者取坐位，以水杯盛水30mL，嘱患者正常饮下，注意观察患者饮水经过，并记录时间。结果可分为5种情况：①一次喝完，无呛咳（根据计划又分为：a.5s之内喝完；b.5s以上喝完）。②两次以上喝完，无呛咳。③一次喝完，有呛咳。④两次以上喝完，有呛咳。⑤多次发生呛咳，不能将水喝完。吞咽功能判断：正常：①a；可疑：①b、②。异常：③④⑤。

5. 日常生活活动能力的评定

日常生活活动能力（activities of daily living，ADL）反映了人们在家庭、工作场所及社区中的最基本能力，是人们生存必备的能力之一。ADL评定有大量的评定方法，其中Barthel指数评定（Barthle Index，BI）应用最广。该评定方法简单，可信度高，灵敏度也高，应用广泛，是目前临床研究最多的一种日常生活的活动能力评定方法（表4-5）。

表 4-5 BI 评定量表

项目	分类	评分
进食	自理	10
	需部分帮助（夹菜、搅拌等）	5
	依赖	0
穿衣	自理（穿鞋袜、系扣、拉拉链）	10
	需部分帮助	5
	依赖	0
转移	自理	15
	需少量帮助（1 人）或指导	10
	需大量帮助（2 人），能坐	5
	依赖，不能坐	0
步行（平地 45m）	独立步行（可用辅助具）	15
	需少量帮助（1 人）或指导	10
	使用轮椅行走	5
	依赖，不能动	0
大便控制	能控制	10
	偶尔失禁（每周 <1 次）	5
	失禁（或没失禁但昏迷）	0
小便控制	能控制	10
	偶尔失禁（每 24h<1 次，每周 >1 次）	5
	失禁（或昏迷由他人导尿）	0
用厕	自理（用便盆，要自己清理）	10
	需部分帮助	5
	依赖	0
上楼梯	自理（可用辅助器具，如拐杖）	10
	需部分帮助（1 人）或指导	5
	依赖	0
修饰（洗脸、梳头、刷牙、刮脸）	独立完成	5
	需帮助	0
洗澡	自理	5
	依赖	0

结果判断：＜20分，为完全残疾，生活完全依赖；20~40分，为重度功能障碍，生活需要很大帮助；40~60分，为中等功能障碍，生活需要帮助，＞60分，为良，生活基本自理。BI 40分以上者，康复治疗效益最大。

（三）运动疗法

运动疗法是依据生物力学、人体运动学、神经生理与神经发育学的基本原理，通过利用力学的因素对运动功能障碍的患者进行针对性的治疗与训练，达到保持、重新获得功能或防止继发丧失功能的治疗方法，在促进功能恢复与重建的临床康复中，最常用的治疗手段之一。根据患者病情轻重，选择不同训练方法。

1. 床边康复训练

患者处于疾病急性期阶段、尚需安静卧床时，即开始在床边康复训练。康复训练目的是预防合并症，如关节挛缩、肩关节半脱位、褥疮、肺炎等，为康复训练创造条件。

训练方法包括：①良肢位摆放。②体位变换。③关节活动度维持训练。④体位性低血压的适应性训练。

2. 床上动作康复训练

患者病情稳定、神经学症状不再进展、可以维持坐位30min时，即可进行本康复训练。康复训练目的是易化正常的运动模式、改善平衡功能、防止偏侧忽略、抑制痉挛、原始反射和异常运动模式。

训练方法包括：①双手交叉上举训练。②双手交叉摆动训练。③利用健侧下肢辅助的抬腿训练。④翻身训练。⑤上肢随意运动易化训练。⑥下肢随意运动易化训练。⑦下肢控制训练。⑧床上移动训练。⑨搭桥训练。⑩卧位下肢分离运动强化训练。⑪坐位平衡训练。⑫膝手位平衡训练。⑬跪位平衡训练。⑭坐位上肢分离运动诱发训练。⑮从仰卧位到坐位训练。⑯从坐位到立位的训练。

3. 步行准备康复训练

当患者具备立位平衡训练的基本条件和下肢自我控制能力时，可进行本康复训练。康复训练目的是诱发和提高立位平衡反应、提高骨盆控制能力、掌握立位的下肢分离运动、掌握双下肢站立相和迈步相的分解动作。

训练方法：①立位平衡训练。②平衡杠内重心转移训练。③单腿站立训练。④髋关节控制模式的诱发训练。⑤踝关节控制模式的诱发训练。⑥立位下肢分离运动易化训练。

4. 步行康复训练

当患者应具备良好的立位平衡反应，以及立位的下肢分离运动，可进行本康复训练。康复训练目的是掌握良好的步态或尽量接近正常水平的步行能力。

5. 训练方法

①平行杠内步行训练。②拄拐步行训练。③控制双肩步行训练。④控制骨盆步行训练。⑤特殊步行练习。⑥上下阶梯训练。

（四）物理因子治疗

物理因子治疗又称为理疗，是指应用天然物理因子（日光、大气、海水、矿泉、香花、泥土、热沙、高山、石洞、森林等）或人工物理因子（力、电、光、声、磁、热、冷等）作用于人体，以达到疾病的预防、治疗、康复与保健目的的方法。物理因子治疗临床应用种类较多，主要有电疗法、光疗法、超声波疗法、磁疗、冷疗、热疗、生物反馈疗法等。临床常见主要物理因子治疗如下：

1. 功能性电刺激

具有刺激运动神经和肌肉，对促进中风患者功能重建具有重要作用。

2. 神经肌肉电刺激疗法

应用低频脉冲电流刺激骨骼肌或平滑肌以恢复中风患者偏瘫肢体运动功能。

3. 中频电疗法

具有促进血液循环、兴奋神经肌肉、软化瘢痕、松解粘连的作用。中风患者后期出现废用性肌肉萎缩、肌痉挛、血栓性静脉炎等，均可采用中频电疗法治疗。

4. 高频电疗法

具有改善血液循环、镇痛和缓解痉挛、加速神经组织和肉芽组织的再生、提高神经系统的兴奋性的作用。

5. 感应电疗法

具有防止肌肉萎缩、防止软组织粘连、止痛等功效。对中风病患者可以治疗废用性肌萎缩、肌张力低下等。

6. 红外线疗法

具有改善局部血液循环、促进局部渗出物的吸收与消肿、镇痛、降低肌张力、增强局部免疫力等。

（五）作业治疗

作业治疗在中风患者的康复过程中，有着不可替代的作用。作业治疗是指导残疾者或患者选择性地应用某项有目标和有意义的活动，达到最大限度地恢复生理、心理和社会方面的功能，以帮助患者提高生活质量为目标进行治疗研究的疗法。作业治疗实施可以是持续进行的。

在中风病整个作业治疗过程中，作业治疗师要根据患者功能情况制定个体化治疗方案，由浅入深、循序渐进地选择具体治疗内容。作业治疗内容如下。

1. 急性期的作业治疗

此期的主要目标为预防并发症及继发障碍，视患者的病情进行基本日常生活活动的指导训练。作业治疗包括：正确摆放肢体，定时更换体位，维持和改善患者关节活动度，指导患者进行早期的日常生活活动，如进食、穿衣、自我修饰等活动，提倡患者尽早进行床上坐位、床边坐位训练。

2. 恢复期的作业治疗

此期主要为进行上肢功能性作业治疗，旨在最大限度地恢复患者的日常生活能力。作业治疗包括：插板训练、拿、抛接球训练、推磨砂板训练、橡皮泥作业、滚筒训练、推巴氏球训练、患者Bobath握手训练、单手控球训练、抓握、捏训练、串珠子训练、体操棒训练、弹力带训练、书写练习、日常活动训练等。

3. 后遗症期的作业治疗

主要依据患者各阶段的实际功能情况进行相应的进食、梳洗、穿衣、从床到轮椅的相互转换等日常生活活动，以及木工、纺织等手工模拟操作和套环、拼图等文体娱乐方面的训练。训练期间，同时教会患者家属或护工正确的辅助训练及护理方法，以便患者在非治疗期间也能进行训练，减少因护理不当所致患肢再次损伤。其他作业治疗还包括：日常生活活动训练、文体娱乐疗法、职业疗法、工艺和园艺疗法等。

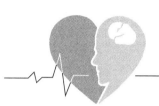

第五章
常见心脑血管急症常用中成药

第一节　中药注射液

一、生脉注射液

1. 主要成分

红参、麦冬、五味子。

2. 功能主治

益气养阴，复脉固脱。用于气阴两亏，脉虚欲脱的心悸、气短、四肢厥冷、汗出、脉欲绝及心肌梗死、心源性休克、感染性休克等具有上述证候者。

3. 用法用量

肌内注射：每次2~4mL，每日1~2次。静脉滴注：每次20~60mL，用5%GS 250~500mL稀释后使用，或遵医嘱。

4. 不良反应

临床报道有患者用药后产生局部皮疹、药物热等，另外还有失眠、潮红、多汗、寒战、心悸、静脉炎，甚至过敏性休克的病例报告。

5. 禁忌

①对本品过敏者禁用。②新生儿、婴幼儿禁用。

6. 注意事项

（1）本品是纯中药制剂，有效成分较多，保存不当，可能影响产品质量。所以使用前必须对光检查，发现药液出现浑浊、沉淀、变色、漏气、变质等现象时不能使用。

（2）对本品有过敏者或有严重不良反应病史者禁用。

（3）儿童、年老体弱者、心肺严重疾患者、肝肾功能异常者和初次使用中药注射剂的患者要加强临床监护。

（4）本品不与其他药物在同一容器内混合使用。

（5）本品滴注前需新鲜配制，稀释后及输注前均应对光检查，若出现浑浊或沉淀不得使用。

（6）临床应用时，滴速不宜过快，儿童及年老体弱者以 20~40 滴 /min 为宜，成年人以 40~60 滴 /min 为宜。静滴初始 30min 内应加强监护，发现异常应立即停药，处理遵医嘱。

（7）本品含有皂苷，摇动时产生泡沫是正常现象，不影响疗效。

二、参麦注射液

1. 主要成分

红参、麦冬，辅料为聚山梨酯80。

2. 功能主治

益气固脱，养阴生津，生脉。用于治疗气阴两虚型之休克、冠心病、病毒性心肌炎、慢性肺心病、粒细胞减少症。能提高肿瘤患者的免疫机能，与化疗药物合用时，有一定的增效作用，并能减少化疗药物所引起的毒副反应。

3. 用法用量

肌内注射，每次2~4mL，每日1次。静脉滴注，每次20~100mL加入5%GS 250~500mL稀释后使用或遵医嘱。

4. 不良反应

偶见过敏反应。

5. 注意事项

（1）本品不宜在同一容器中与其他药物混用。

（2）本品是纯中药制剂，保存不当可能影响产品质量，所以使用前必须对光检查，发现药液出现浑浊、沉淀、变色、漏气等现象时不能使用。

三、参附注射液

1. 主要成分

红参、黑附片提取物，主要含人参皂苷、水溶性生物碱。

2. 功能主治

回阳救逆，益气固脱。主要用于阳气暴脱的厥脱证（感染性、失血性、失液性休克等）；也可用于阳虚（气虚）所致的惊悸、怔忡、喘咳、胃疼、泄泻、痹证等。

3. 用法用量

肌内注射每次 2~4mL，每日 1~2 次。静脉滴注每次 20~100mL（用 5%~10%GS 250~500mL 稀释）。

4. 不良反应

偶见过敏反应。

5. 注意事项

（1）本品避免直接与辅酶 A、VitK$_3$、氨茶碱混合配伍使用。

（2）本品不宜与中药半夏、瓜蒌、贝母、白蔹、白及、藜芦等同时使用。

（3）本品不宜与其他药物在同一容器内混合使用。

（4）本品含有皂苷，正常情况下，摇动时可以产生泡沫现象。

（5）本品是中药制剂，保存不当时可能影响产品质量。使用前必须对光检查，如发现药液出现浑浊、沉淀、变色、漏气或瓶身细微破裂者，均不能使用。

（6）如出现不良反应，遵医嘱。

6. 特殊人群用药

新生儿、婴幼儿禁用，孕妇慎用。

四、黄芪注射液

1. 主要成分

黄芪。

2. 功能主治

益气养元，扶正祛邪，养心通脉，健脾利湿。用于心气虚损、血脉瘀阻之病毒性心肌炎、心功能不全及脾虚湿困之肝炎。

3. 用法用量

肌内注射，每次 2~4mL，每日 1~2 次。静脉滴注，每次 10~20mL，每日 1 次，或遵医嘱。

4. 不良反应

偶见过敏反应。

5. 禁忌证

对本类药物有过敏史患者禁用。

6. 注意事项

（1）本品不宜在同一容器中与其他药物混用。

（2）本品是纯中药制剂，保存不当可能影响产品质量，所以使用前必须对光检查，发现药液出现混浊、沉淀、变色、漏气等现象时不能使用。

五、参芪扶正注射液

1. 主要成分

党参、黄芪、氯化钠（注射用）；辅料焦亚硫酸钠、依地酸二钠。

2. 功能主治

益气扶正。用于肺脾气虚引起的神疲乏力，少气懒言，自汗眩晕；肺癌、胃癌见上述证候者的辅助治疗。

3. 用法用量

静脉滴注：每次 250mL（1 瓶），每日 1 次，疗程 21d；与化疗合用，在化疗前 3d 开始使用，疗程可与化疗同步结束。

4. 不良反应

（1）非气虚证患者用药后可能发生轻度出血。

（2）少数患者用药后，可能出现低热、口腔炎、嗜睡。

（3）偶有皮疹、恶寒、寒战、高热、呕吐、胸闷、心慌等。

5. 注意事项

（1）本品应认真辨证用于气虚证者。

（2）有出血倾向者慎用。

（3）本品不宜与化疗药混合使用。

（4）禁忌：有内热者忌用，以免助热动血禁用。

六、醒脑静注射液

1. 主要成分

麝香、郁金、冰片、栀子。辅料为聚山梨酯80、氯化钠。

2. 功能主治

清热解毒，凉血活血，开窍醒脑。用于气血逆乱，脑脉瘀阻所致中风昏迷，偏瘫口喎，外伤头痛，神志昏迷；酒毒攻心，头痛呕恶，昏迷抽搐。脑栓塞、脑出血急性期、颅脑外伤，急性酒精中毒见上述证候者。

3. 用法用量

肌内注射，每次2~4mL，每日1~2次。静脉滴注每次10~20mL，用5%~10%GS或NS 250~500mL稀释后滴注，或遵医嘱。

4. 不良反应

本品偶见皮疹等过敏反应。

5. 注意事项

（1）对本品过敏者慎用，孕妇禁用。

（2）出现过敏症状时，应立即停药，必要时给予对症处理。

（3）运动员慎用。

七、血塞通注射液

1. 主要成分

三七总皂苷。辅料：氯化钠。

2. 功能主治

活血祛瘀，通脉活络。用于中风偏瘫、瘀血阻络证；动脉粥状硬化性血栓性脑梗死、脑栓死、视网膜中央静脉阻塞见淤血阻络证者。

3. 用法用量

肌内注射：每次100mg，每日1~2次；静脉注射：每次200~400mg，用5%~10%GS 250~500mL稀释后缓缓滴注，每日1次。

4. 不良反应

临床报道有患者用药后产生局部或全身皮疹，另有严重者产生胸闷、心慌、哮喘、血尿、急性肾功能衰竭甚至过敏性休克。

5. 注意事项

（1）阴虚阳亢或肝阳化风者，不宜单独使用本品。

（2）心痛剧烈及持续时间长者，应作心电图及心肌酶学检查，并采取相应的医疗措施。

（3）出血性脑血管病急性期禁用；人参、三七过敏患者禁用。

（4）药物性状发生改变时禁用，孕妇慎用。

八、丹红注射液

1. 主要成分

由丹参、红花、注射用水组成。

2. 功能主治

活血化瘀，通脉舒络。用于瘀血闭阻所致的胸痹及中风，症见胸痛、胸闷、心悸、口眼歪斜、言语蹇涩、肢体麻木、活动不利等症；冠心病、心绞痛、心肌梗死，瘀血型肺心病、缺血性脑病、脑血栓。

3. 用法用量

肌内注射，每次2~4mL，每日1~2次；静脉注射，每次4mL，加入50% GS 20mL稀释后缓慢注射，每日1~2次；静脉滴注，每次20~40mL，加入5%GS 100~500mL稀释后缓慢滴注，每日1~2次；伴有糖尿病等特殊情况时，改用0.9%的NS稀释后使用，或遵医嘱。

4. 不良反应

本品偶有过敏反应，可见皮疹、瘙痒、头痛、头晕、心悸、寒战、发热、面部潮红、恶心、呕吐、腹泻、胸闷、呼吸困难、喉头水肿、抽搐等，停药后均能恢复正常。罕见过敏性休克。

5. 注意事项

（1）本品不得与其他药物混合在同一容器内使用；谨慎联合用药，如确需联合使用其他药品时，应谨慎考虑与中药注射剂的时间间隔以及药物相互作用等。

（2）本品为纯中药制剂，保存不当可能影响产品质量。发现药液出现浑浊、沉淀、变色、漏气或瓶身细微破裂等现象时不能使用。

（3）月经期妇女慎用。

（4）过敏体质者慎用。

（5）特殊人群（特别是老年患者）用药要加强临床监护。

（6）如出现不良反应，遵医嘱。

（7）禁忌：有出血倾向者禁用，孕妇及哺乳期妇女忌用。对本品过敏者禁用。

九、灯盏花素注射液

1. 主要成分

灯盏花素。辅料为乙二胺四醋酸二钠。

2. 功能主治

活血化瘀，通络止痛。用于中风后遗症、冠心病、心绞痛。

3. 用法用量

肌内注射，每次5mg，每日2次。静脉滴注，每次10~20mg，用500mL10%GS稀释后使用，每日1次。

4. 不良反应

使用本品后，偶见全身发痒、胸闷、乏力、皮疹、心悸等现象。

5. 注意事项

（1）脑出血急性期或有出血倾向的患者禁用。使用本品后，偶见全身发痒，胸闷，乏力，皮疹，心悸等现象。

（2）发现药液出现浑浊、沉淀、变色、漏气等现象时不能使用。

（3）本品不宜与其他药物在同一容器内混合使用。

（4）禁忌：脑出血急性期或有出血倾向的患者禁用。

十、灯盏细辛注射液

1. 主要成分

本品为灯盏细辛经提取酚类成分制成的灭菌水溶液。主要含野黄芩苷（$C_{21}H_{18}O_{12}$）和总咖啡酸酯。

2. 功能主治

活血祛瘀，通络止痛。用于瘀血阻滞，中风偏瘫，肢体麻木，口眼歪斜，言语謇涩及胸痹心痛；缺血性中风、冠心病心绞痛见上述证候者。

3. 用法用量

肌内注射，每次4mL，每日2~3次。静脉注射，每次20~40mL，每日1~2次，用0.9%NS 250~500mL稀释后缓慢滴注。

4. 不良反应

（1）过敏反应：潮红、皮肤瘙痒、皮疹、呼吸困难、憋气、心悸、血压下降、过敏性休克等。

（2）其他不良反应：寒战、发热、高热、乏力、多汗、恶心、呕吐、胸闷、头晕、头痛。

5. 禁忌证

（1）对本品过敏或有严重不良反应病史者禁用。

（2）脑出血急性期患者禁用。

（3）活动性出血患者（如消化道出血、脑出血）禁用。

（4）月经期患者禁用。

（5）新生儿、婴幼儿禁用。

（6）孕妇禁用。

6. 注意事项

（1）本品不良反应包括过敏性休克，应在有抢救条件的医疗机构使用，用药后出现过敏反应或其他严重不良反应须立即停药并及时救治。

（2）严格按照药品说明书规定的功能主治使用，禁止超功能主治用药。

（3）严格掌握用法用量。按照药品说明书推荐剂量、调配要求使用药品。不可超剂量、过快滴注和长期连续用药。

（4）用药前、配制后以及使用过程中应认真检查本品及滴注液，发现药液出现浑浊、沉淀、变色、结晶等药物性状改变以及瓶身有漏气、裂纹等现象时，均不得使用。

（5）严禁混合配伍，谨慎联合用药，本品应单独使用，禁忌与其他药品混合配伍使用。如确需要联合使用其他药品时，应谨慎考虑与本品的间隔时间，输液容器的清洗，以及药物相互作用等问题。

（6）本品在酸性条件下，其酚类成分可能游离析出，故静脉滴注时不宜和其他酸性较强的药物配伍。

（7）目前尚无儿童应用本品的系统研究资料，不建议儿童使用。

（8）为降低出血风险，建议本品与抗凝药或抗血小板药等可能增加出血风险的药物同时使用时应加强监测。

（9）有与本品有关的肝功能异常病例报告，建议在临床使用过程中注意肝功能监测。

（10）禁止与喹诺酮类、西汀类、替汀类、脑蛋白水解物、维生素 C 药物、含镁或铜等金属离子的药物混合使用，可能会产生浑浊、沉淀或使药液产生异常颜色而发生意外。

十一、丹参注射液

1. 主要成分

丹参。

2. 功能主治

活血化瘀，通脉养心。用于冠心病胸闷，心绞痛。

3. 用法用量

肌内注射，每次 2~4mL，每日 1~2 次。静脉注射，每次 4mL，用 50%GS 20mL 稀释后使用，每日 1~2 次。静脉滴注，每次 10~20mL，用 5%GS 100~500mL 稀释后使用，每日 1 次。

4. 不良反应

（1）过敏反应：皮肤潮红或苍白、皮疹、瘙痒、寒战、喉头水肿、呼吸困难、心悸、发绀、血压下降甚至休克等。

（2）皮肤损害：皮疹（包括红斑、丘疹、风团等）、瘙痒、多汗、局部皮肤反应等。

（3）全身性反应：畏寒、寒战、发热甚至高热、乏力、身痛、面色苍白、水肿、过敏性休克等。

（4）呼吸系统：咳嗽、咽喉不适、胸闷、憋气、呼吸困难等。

（5）心血管系统：心悸、胸闷、憋气、发绀、心律失常、血压升高或下降等。

（6）消化系统：恶心、呕吐、腹痛、腹胀、口干等。

（7）精神及神经系统：头晕、头痛、抽搐、震颤、局部或周身麻木等。

（8）用药部位：潮红、疼痛、紫癜等。

（9）其他：视觉异常、面部不适等。

5. 禁忌证

（1）对本类药物过敏或有严重不良反应病史者禁用。

（2）新生儿、婴幼儿、孕妇禁用。

（3）有出血倾向者禁用。

6. 注意事项

（1）本品不良反应可见严重过敏反应（包括过敏性休克），应在有抢救条件的医疗机构使用，使用者应接受过相关抢救培训，用药后出现过敏反应或其他严重不良反应须立即停药并及时救治。

（2）严格掌握功能主治、辨证用药。

（3）按照药品说明书推荐剂量及要求用药，严格控制滴注速度和用药剂量。尤其注意不超剂量、过快滴注和长期连续用药。

（4）严禁混合配伍，谨慎联合用药。

（5）用药前应仔细询问患者情况、用药史和过敏史。

（6）加强用药监护。用药过程中，应密切观察用药反应，特别是开始30min，发现异常，立即停药，积极救治。

（7）本品不宜与中药藜芦及其制剂同时使用。

（8）本品为纯中药制剂，保存不当可能会影响质量，若发现溶液出现浑浊、沉淀、变色、漏气或瓶身细微破裂者，均不能使用。

（9）不宜与川芎嗪、维生素K、凝血酶类药物、阿托品注射液配伍使用。

（10）不得与普萘洛尔、维生素C等注射剂混合使用，以免产生混浊或沉淀。

十二、红花注射液

1. 主要成分

红花。

2. 功能主治

活血化瘀。用于治疗闭塞性脑血管疾病、冠心病、脉管炎。

3. 用法用量

（1）治疗闭塞性脑血管疾病：静脉滴注，每次15mL，用5%~10% GS 250~500mL或0.9% NS 250~500mL稀释后使用，每日1次，15~20次为一疗程。

（2）治疗冠心病：静脉滴注，每次5~20mL，用5%~10% GS 250~500mL 或 0.9%NS 250~500mL 稀释后使用，每日1次，10~14次为一疗程，疗程间隔为7~10日。

（3）治疗脉管炎：肌内注射，每次2.5~5mL，每日1~2次。

（4）穴位注射：每穴1次0.5~1mL，每日1次。

4. 不良反应

（1）全身性损害：过敏样反应、过敏性休克、寒战、发热、面色苍白等。

（2）呼吸系统损害：呼吸困难、咳嗽、喘憋、喉头水肿等。

（3）心血管系统损害：心悸、心律失常、发绀等。

（4）中枢及外周神经系统损害：头晕、头痛、抽搐等。

（5）胃肠系统损害：恶心、呕吐。

（6）皮肤及其附件损害：皮疹、瘙痒。

5. 禁忌证

孕妇禁用。过敏体质人群慎用。

6. 注意事项

（1）个别患者首次用药时可见寒战，有发热感，所以首次用量酌减，慢速滴注。

（2）本品为中药注射剂，保存不当可能影响产品质量使用前必须对光检查，发现药物出现浑浊、沉淀、变色、漏气或瓶身细微破裂者均不能使用。如经5%~10% 葡萄糖液稀释后，出现浑浊亦不能使用。

（3）本品应在临床医师指导下使用，使用时务必加强用药监护，并严格按功能主治和用法用量使用。

（4）有药物过敏史或过敏体质的患者避免使用。

（5）如出现不良反应，立即停药，遵医嘱。

十三、脉络宁注射液

1. 主要成分

牛膝、玄参、石斛、金银花、山银花（灰毡毛忍冬）；辅料为聚山梨酯80。

2. 功能主治

清热养阴，活血化瘀。用于血栓闭塞性脉管炎、动脉硬化性闭塞症、脑血栓形成及后遗症、静脉血栓形成等病。

3. 用法用量

静脉滴注。每次 10~20mL（1~2 支），加入 5%GS 或 0.9% NS 250~500mL 中滴注，每日 1 次，10~14d 为一个疗程，重症患者可连续使用 2~3 个疗程。

4. 不良反应

本品偶见皮肤瘙痒、皮疹、荨麻疹、面部潮红、肌肉震颤、出汗、头晕、头痛、腹痛、腹泻、恶心呕吐等，罕见呼吸困难、过敏性休克。

5. 禁忌证

孕妇、有过敏史或过敏体质者禁用。

6. 注意事项

（1）本品应在医生指导下使用。

（2）静脉滴注时，初始速度应缓慢，观察 15~20min，并注意巡视。

（3）临床使用发现不良反应时，应立即停药，停药后症状可自行消失或酌情给予对症治疗。

（4）本品不宜与其他药物在同一容器中混合滴注。

（5）本品出现浑浊、沉淀、颜色异常加深等现象不能使用。

十四、舒血宁注射液

1. 主要成分

本品为银杏叶经提取制成的灭菌水溶液，辅料为维生素 C、丙二醇、焦亚硫酸钠、依地酸二钠、枸橼酸钠。

2. 适应证

扩张血管，改善微循环。用于缺血性心脑血管疾病、冠心病、心绞痛、脑栓塞、脑血管痉挛等。

3. 用法用量

肌内注射，每次10mL，每日1~2次。静脉滴注，每日20mL，用5%GS 250mL或500mL后使用，或遵医嘱。

4. 不良反应

（1）过敏反应：潮红、皮疹、瘙痒、荨麻疹、过敏性皮炎、血管神经性水肿、喉头水肿、呼吸困难、哮喘、憋气、心悸、发绀、血压下降、过敏性休克等。

（2）全身性损害：寒战、高热、发热、疼痛、多汗、过敏性紫癜、昏迷等。

（3）呼吸系统：呼吸急促、咳嗽等。

（4）心脑血管系统：心悸、胸闷、心率加快、血压升高等。与其他抗血小板或抗凝药合用时，有颅内出血的病例报告。

（5）消化系统：口干、食欲减退、恶心、呕吐、胃肠道不适、腹胀、腹痛、腹泻、便秘，肝脏生化指标异常（如转氨酶上升）等，有消化道出血病例报告。

（6）皮肤及其附件：皮下出血点及瘀斑等。

（7）精神及神经系统：头晕、头痛、抽搐、震颤、失眠等。

（8）其他：静脉炎、眼内出血、血尿等。

5. 禁忌证

（1）对本品或含有银杏叶（银杏叶提取物）制剂及成分中所列辅料过敏或严重不良反应病史者禁用。

（2）新生儿、婴幼儿禁用。

6. 注意事项

（1）本品不良反应包括过敏性休克，应在有抢救条件的医疗机构使用，用药后出现过敏反应或其他严重不良反应须立即停药并及时救治。

（2）严格按照药品说明书规定的功能主治使用，禁止超功能主治用药。

（3）严格掌握用法用量。按照药品说明书推荐剂量使用药品。不超剂量和长期连续用药。

（4）本品保存不当可能影响产品质量，应避免受冻和高温。用药前和配制后应认真检查本品及滴注液，发现药液出现浑浊、沉淀、变色、结晶等药物性状改变以及瓶身有漏气、裂纹等现象时，均不得使用。

（5）严禁混合配伍，谨慎联合用药。本品应单独使用，禁忌与其他药品混合配伍使用。如确需要联合使用其他药品时，应谨慎考虑与本品的间隔时间、输液容器的清洗以及药物相互作用等问题。

（6）到目前为止，已确认本品不能与氨茶碱、阿昔洛韦、注射用奥美拉唑钠配伍使用。

（7）用药前应仔细询问患者情况、用药史和过敏史。过敏体质者、心力衰竭者、严重心脏病患者、肝肾功能异常患者、凝血机制或血小板功能障碍者、有出血倾向者、初次使用中药注射剂的患者应慎重使用，如确需使用请遵医嘱，并加强监测。

（8）不建议孕妇使用此药。目前尚无儿童应用本品的系统研究资料，不建议儿童使用。老人、哺乳期妇女应慎重使用，如确需使用，应遵医嘱。特殊人群用药应加强监测。

（9）药品与稀释液配药后，应坚持即配即用，不宜长时间放置。静脉滴注时，必须稀释以后使用。严格控制滴注速度和用药剂量，建议滴速小于 40 滴 /min，一般控制在 15~30 滴 /min。首次用药，宜选用小剂量，慢速滴注。用药过程中，应密切观察用药反应，特别是开始 30min。发现异常，立即停药，采取积极救治措施，救治患者。

（10）禁止使用静脉推注的方法给药。

十五、疏血通注射液

1. 主要成分

水蛭、地龙。

2. 功能主治

活血化瘀、通经活络。用于瘀血阻络所致的缺血性中风病中经络急性期，症见半身不遂、口舌歪斜、语言謇涩。适用于急性期脑梗死见上述表现者。

3. 用法用量

静脉滴注，每日 6mL，加于 5% GS 或 0.9%NS 250~500mL 中缓缓滴入。

4. 不良反应

提醒临床医师和药师在使用此药时要注意询问患者是否是过敏体质，使用过程中也要谨慎，注意防范，确保临床用药安全。

5. 禁忌证

（1）有过敏史及过敏性疾病史者禁用。

（2）孕妇禁用。

（3）无瘀血证者禁用。

（4）有出血倾向者禁用。

（5）对本品过敏者禁用。

6. 注意事项

（1）忌烟、酒及辛辣、生冷、油腻食物。

（2）不宜在服药期间同时服用滋补性中成药。

十六、香丹注射液

1. 主要成分

丹参、降香。辅料为聚山梨酯 80。

2. 功能主治

本品扩张血管，增加冠状动脉血流量。用于心绞痛，亦可用于心肌梗死等。

3. 用法用量

肌内注射，一次2mL，一日1~2次。静脉滴注，一次10~20mL，用5%~10%GS 250~500mL稀释后使用，或遵医嘱。

4. 不良反应

（1）全身性损害：过敏样反应、过敏性休克、紫绀、发热、寒战、晕厥等。

（2）呼吸系统损害：呼吸困难、胸闷、咳嗽、喘憋、喉头水肿等。

（3）心血管系统损害：心悸。

（4）中枢及外周神经系统损害：头晕、头痛。

（5）皮肤及其附件损害：皮疹、瘙痒。

（6）胃肠系统损害：恶心、呕吐。

5. 禁忌证

（1）对本品或含有丹参、降香制剂有过敏或严重不良反应病史者禁用。

（2）本品含有聚山梨酯80，对聚山梨酯80类制剂过敏者禁用。

（3）孕妇及哺乳期妇女禁用。

6. 注意事项

（1）本品不良反应包括过敏性休克，应在有抢救条件的医疗机构使用，用药后出现过敏反应或其他严重不良反应应立即停药并及时救治。

（2）严格按照药品说明书规定的功能主治使用，禁止超功能主治用药。

（3）严格掌握用法用量及疗程。按照药品说明书推荐剂量、疗程使用药品。不超剂量和长期连续用药。

（4）用药前应仔细询问患者用药史和过敏史，对过敏体质者慎用。

（5）用药前应认真检查药品以及配置后的滴注液，发现药液出现浑浊、沉淀、变色、结晶等药物性状改变以及瓶身细微破裂者，均不得使用。

（6）药品稀释应严格按照说明书的要求配制，不得随意改变稀释液的种类、稀释浓度和稀释溶液用量。配药后应坚持即配即用，不宜长时间放置。

（7）严禁混合配伍，谨慎联合用药。中药注射液应单独使用，禁忌与其他药品混合配伍使用。谨慎联合用药，如确需要联合使用其他药品时，应谨慎考虑与中药注射剂的间隔时间以及药物相互作用等问题。

（8）对老人、儿童、肝肾功能异常患者等特殊人群和初次使用中药注射剂的患者应慎重使用，加强监测。对长期使用的在每疗程间要有一定的时间间隔。

（9）加强用药监护。用药过程中应缓慢滴注，同时密切观察用药反应，特别是开始30min。如发现异常，应立即停药，采取积极措施救治患者。

十七、心脉隆注射液

1. 主要成分

心脉隆浸膏。

2. 功能主治

益气活血，通阳利水。为慢性肺源性心脏病引起的慢性充血性心力衰竭的辅助用药。可用于改善气阳两虚，瘀血内阻的慢性充血性心力衰竭引起的心悸、浮肿、气短、面色晦暗、口唇发绀等症状。

3. 用法用量

每次 5mg/kg 体重，静脉滴注（加 5% 葡萄糖溶液或 0.9% 氯化钠溶液 200mL，滴速 20~40 滴 /min）。每日 2 次，上午 8 点和下午 4 点各静点 1 次。5d 为一疗程。

4. 不良反应

尚不明确。

5. 禁忌证

（1）皮试阳性者或已知对蟑螂过敏和对本品过敏者禁用。

（2）孕妇、哺乳期、严重肝肾功能不全和有严重出血倾向者禁用。

（3）用药期间出现皮疹者宜停用。

第二节　口服中成药

一、参松养心胶囊

1. 主要成分

人参、麦冬、山茱萸、丹参、酸枣仁（炒）、桑寄生、赤芍、土鳖虫、甘松、黄连、南五味子、龙骨。

2. 功能主治

益气养阴，活血通络，清心安神。用于治疗冠心病室性早搏属气阴两虚，心络瘀阻证，症见心悸不安，气短乏力，动则加剧，胸部闷痛，失眠多梦，盗汗，神倦懒言。

3. 用法用量

口服。每次 2~4 粒，每日 3 次。

4. 不良反应

个别患者服药期间出现胃胀。

5. 禁忌

尚不明确。

二、稳心颗粒

1. 主要成分

党参、黄精、三七、琥珀、甘松等。

2. 功能主治

益气养阴，活血化瘀。

3. 适用病证

用于气阴两虚，心脉瘀阻所致的心悸不宁，气短乏力，胸闷胸痛；室性早搏、房室早搏。

4. 用法用量

开水冲服。每次 1 袋，每日 3 次。或遵医嘱。

5. 不良反应

偶见轻度头晕、恶心，一般不影响用药。

6. 药品禁忌

尚不明确。

7. 注意事项

（1）孕妇慎用。

（2）用前请将药液充分搅匀，勿将杯底药粉丢弃。

三、速效救心丸

1. 主要成分

川芎、冰片。

2. 功能主治

行气活血，祛瘀止痛，增加冠脉血流量，缓解心绞痛。用于气滞血瘀型冠心病、心绞痛。

3. 用法用量

含服。每次 4~6 粒，每日 3 次；急性发作时，每次 10~15 粒。

4. 不良反应

尚不明确。

5. 禁忌

尚不明确。

6. 注意事项

尚不明确。

四、麝香保心丸

1. 主要成分

人工麝香、人参提取物、人工牛黄、肉桂、苏合香、蟾酥、冰片等。

2. 主治功效

芳香温通，益气强心。用于气滞血瘀所致的胸痹，症见心前区疼痛、固定不移；心肌缺血所致的心绞痛、心肌梗死见上述证候者。

3. 用法用量

口服。每次1~2丸，每日3次；或症状发作时服用。

4. 不良反应

本品舌下含服者偶有麻舌感。

5. 禁忌

孕妇及对本品过敏者禁用。

6. 注意事项

（1）过敏体质者慎用。

（2）药品性状发生改变时禁止使用。

（3）请将此药品放在儿童不能接触的地方。

（4）运动员慎用。

五、芪苈强心胶囊

1. 主要成分

黄芪、人参、附子、丹参、葶苈子、泽泻、玉竹、桂枝、红花、香加皮、陈皮。

2. 功能主治

益气温阳，活血通络，利水消肿。用于冠心病、高血压病所致轻、中度充血性心力衰竭证属阳气虚乏，络瘀水停者，症见心慌气短，动则加剧，夜间不能平卧，下肢浮肿，倦怠乏力，小便短少，口唇青紫，畏寒肢冷，咳吐稀白痰等。

3. 用法用量

口服。每次 4 粒，每日 3 次。

4. 不良反应

尚不明确。

5. 禁忌

尚不明确。

6. 注意事项

临床应用时，如果正在服用其他抗心衰药物，不宜突然停用。

六、复方丹参滴丸

1. 主要成分

丹参、三七、冰片。

2. 功能主治

活血化瘀，理气止痛。用于气滞血瘀所致的胸痹，症见胸闷、心前区刺痛；冠心病、心绞痛见上述证候者。

3. 用法用量

口服或舌下含服。每次 10 丸，每日 3 次，4 周为一个疗程或遵医嘱。

4. 不良反应

尚不明确。

5. 禁忌

尚不明确。

6. 注意事项

孕妇慎用。

七、复方丹参片

1. 主要成分

丹参、三七、冰片。

2. 功能主治

活血化瘀，理气止痛。用于气滞血瘀所致的胸痹，症见胸闷、心前区刺痛；冠心病、心绞痛见上述证候者。

3. 用法用量

口服。每次 3 片，每日 3 次。

4. 不良反应

尚不明确。

5. 禁忌

尚不明确。

6. 注意事项

（1）孕妇慎用，忌食生冷、辛辣、油腻食物，忌烟酒、浓茶。

（2）若症状未缓解，应及时到医院就诊。

八、柏子养心丸

1. 主要成分

柏子仁、党参、炙黄芪、川芎、当归、茯苓、远志（制）、酸枣仁、肉桂、五味子（蒸）、半夏曲、炙甘草、朱砂。

2. 功能主治

补气、补血、安神。用于心气虚寒，心悸易惊，失眠多梦，健忘。

3. 用法用量

口服，每次6g，每日2次。

4. 不良反应

尚不明确。

5. 禁忌

阴虚火旺或肝阳上亢者禁用。

6. 注意事项

（1）宜饭后服用。

（2）本品处方中含有朱砂，不可过服及久服；不可与溴化物、碘化物药物同服。

（3）过敏体质者慎用。

九、通心络胶囊

1. 主要成分

人参、水蛭、全蝎、赤芍、蝉蜕、土鳖虫、蜈蚣、檀香、降香、乳香（制）、酸枣仁（炒）、冰片等。

2. 功能主治

益气活血，通络止痛的功效。用于冠心病、心绞痛属心气虚乏，血瘀络阻证，症见胸部憋闷、刺痛、绞痛，固定不移，心悸自汗，气短乏力，舌质紫黯或有瘀斑，脉细涩或结代。亦用于气虚血瘀阻络型中风病，症见半身不遂或偏身麻木、口舌歪斜、言语不利等。

3. 用法用量

口服。每次 2~4 粒，每日 3 次。

4. 不良反应

个别患者用药后可出现胃部不适。

5. 禁忌

出血性疾患、孕妇及妇女经期及阴虚火旺型中风禁用。

6. 注意事项

服药后胃部不适者宜改为饭后服用。

十、益气养心片

1. 主要成分

黄芪、红参、当归、川芎、丹参、红花、茯苓、橘红、冰片、炙甘草。

2. 功能主治

益气养心，化痰消瘀，宁心安神。用于气血两虚，痰瘀气阻所致心悸气短、失眠健忘、体虚自汗。

3. 用法用量

口服。每次 5 片，每日 3 次。

4. 不良反应

尚不明确。

5. 禁忌

尚不明确。

6. 注意事项

尚不明确。

十一、养心生脉颗粒

1. 主要成分

人参、麦冬、丹参、五味子、龙眼肉、枸杞子、赤芍、牛膝、郁金、木香、佛手、茯苓、泽泻、甘草。

2. 功能主治

益气养阴、活血祛瘀。用于气虚阴亏血瘀所致的胸痹心痛，症见胸闷、胸痛、心悸、气短、乏力、口干咽燥；冠心病、心绞痛见上述证候者。

3. 用法用量

口服。每次 1 袋，每日 3 次。温开水冲服。

4. 不良反应

个别患者服药后出现口干咽燥、食欲不振、上腹不适。

5. 禁忌

尚不明确。

6. 注意事项

孕妇慎用。

十二、参附强心丸

1. 主要成分

人参、附子（制）、桑白皮、猪苓、葶苈子、大黄等。

2. 功能主治

益气助阳，强心利水。用于慢性心力衰竭而引起的心悸、气短、胸闷喘促、面肢浮肿等证，属于心肾阳衰者。

3. 用法用量

口服。每次 2 丸，每日 2~3 次。

4. 不良反应

尚不明确。

5. 禁忌

尚不明确。

6. 注意事项

尚不明确。

十三、心宝丸

1. 主要成分

洋金花、人参、肉桂、附子、鹿茸、冰片、人工麝香、三七、蟾酥。

2. 功能主治

温补心肾，益气助阳，活血通脉。用于治疗心肾阳虚、心脉瘀阻引起的慢性心功能不全；窦房结功能不全引起的心动过缓、病窦综合征以及缺血性心脏病引起的心绞痛及心电图缺血性改变。

3. 用法用量

慢性心功能不全按心功能1、2、3级一次分别服用120mg（2丸）、240mg（4丸）、360mg（6丸），每日3次，一疗程为2个月；在心功能正常后改为维持量60~120mg（1~2丸）。病窦综合征病情严重者一次300~600mg（5~10丸），每日3次，疗程为3~6个月。心律失常（期外收缩）及房颤，心肌缺血或心绞痛一次120~240mg（2~4丸），每日3次，一疗程为1~2个月。

4. 不良反应

尚不明确。

5. 禁忌

尚不明确。

6. 注意事项

（1）阴虚内热、肝阳上亢、痰火内盛者，以及孕妇、青光眼患者忌服。

（2）运动员慎用。

十四、血府逐瘀丸

1. 主要成分

柴胡、当归、地黄、赤芍、红花、桃仁、枳壳（麸炒）、甘草、川芎、牛膝、桔梗。

2. 功能主治

活血祛瘀，行气止痛。用于瘀血内阻、头痛或胸痛，内热瞀闷，失眠多梦，心悸怔忡，急躁善怒。

3. 用法用量

空腹，用红糖水送服。每次 1~2 袋，每日 2 次。

4. 不良反应

尚不明确。

5. 禁忌

尚不明确。

6. 注意事项

忌食辛冷。孕妇忌服。

十五、炙甘草合剂

1. 主要成分

炙甘草、人参、地黄、阿胶、麦冬、桂枝、生姜、大枣、黑芝麻。

2. 功能主治

益气滋阴，通阴复脉。用于气虚血少，心动悸，脉结代。

3. 用法用量

口服。15~25mL/次，每日 3 次。

4. 不良反应

尚不明确。

5. 禁忌

尚不明确。

6. 注意事项

尚不明确。

十六、复脉定胶囊

1. 主要成分

党参、黄芪、川芎、远志、桑葚。

2. 功能主治

补气活血，宁心安神。用于怔忡，心悸，脉结代，或轻、中度房性早搏或室性早搏见上述证候者。

3. 用法用量

口服。每次 3 粒，每日 3 次。

4. 不良反应

尚不明确。

5. 禁忌

尚不明确。

6. 注意事项

多源性室性早搏、R-T 上的室性早搏及其他严重心律失常者非本品的适应证。

十七、安宫牛黄丸

1. 主要成分

牛黄、水牛角浓缩粉、人工麝香、珍珠、朱砂、雄黄、黄连、黄芩、栀子、郁金、冰片。

2. 功能主治

清热解毒，镇惊开窍。用于热病，邪入心包，高热惊厥，神昏谵语；中风昏迷及脑炎、脑膜炎、中毒性脑病、脑出血、败血症见上述证候者。

3. 用法用量

口服。每次1丸，每日1次；小儿3岁以内每次1/4丸，4～6岁每次1/2丸，每日1次；或遵医嘱。

4. 不良反应

有文献报道不当使用本品致体温过低，亦有个别患者引起过敏反应。

5. 禁忌

尚未明确。

6. 注意事项

（1）本品为热闭神昏所设，寒闭神昏不得使用。

（2）本品处方中含麝香，芳香走窜，有损胎气，孕妇慎用。

（3）服药期间饮食宜清淡，忌食辛辣油腻之品，以免助火生痰。

（4）本品处方中含朱砂、雄黄，不宜过量久服，肝肾功能不全者慎用。

（5）在治疗过程中如出现肢寒畏冷，面色苍白，冷汗不止，脉微欲绝，由闭证变为脱证时，应立即停药。

（6）高热神昏，中风昏迷等口服本品困难者，当鼻饲给药。

（7）孕妇及哺乳期妇女、儿童、老年人使用本品应遵医嘱。

（8）过敏体质者慎用。

（9）儿童必须在成人的监护下使用。

（10）如正在服用其他药品，使用本品前请咨询医师。

（11）服用前应除去蜡皮、塑料球壳及玻璃纸；本品不可整丸吞服。

十八、紫雪丹

1. 主要成分

本方由石膏、寒水石、磁石、滑石、犀角、羚羊角、木香、沉香、元参、升麻、甘草、丁香、朴硝、硝石、麝香、朱砂等16味药物配制而成。各地配制不同，药味和药量各有出入。

2. 功能主治

温热病、热邪内陷心包，症见高热烦躁、神昏谵语、抽风痉厥、口渴唇焦、尿赤便闭，及小儿热盛惊厥。

3. 用法用量

口服。冷开水调下。每次1.5～3g，每日2次。周岁小儿每次0.3g，每增1岁，递增

0.3g，每日1次，5岁以上小儿遵医嘱，酌情服用。

4. 注意事项

使用本方中病即止，不宜过用。孕妇忌服。还有运动员不宜服用。忌食辛辣油腻。

十九、至宝丹

1. 主要成分

生乌犀（水牛角代）、生玳瑁、琥珀、朱砂、雄黄、牛黄、龙脑、麝香、安息香、金箔、银箔。

2. 功能主治

化浊开窍，清热解毒。痰热内闭心包证。神昏谵语，身热烦躁，痰盛气粗，舌绛苔黄垢腻，脉滑数。亦治中风、中暑、小儿惊厥属于痰热内闭者。

3. 用法用量

每次3~5丸，人参汤下；或用童便1合，入生姜汁3~5滴送服。小儿以2岁服2丸为准，视年龄大小加减。

4. 注意事项

本方芳香辛燥之药较多，有耗阴劫液之弊，凡中风昏厥属肝阳上亢者禁用。使用本方中病即止，不宜过用。孕妇忌服。还有运动员禁用，忌食辛辣油腻。

二十、苏合香丸

1. 主要成分

苏合香、安息香、冰片、水牛角浓缩粉、人工麝香、檀香、沉香、丁香、香附、木香、乳香（制）、荜茇、白术、诃子肉、朱砂。

2. 功能主治

芳香开窍，行气止痛。用于中风、中暑、痰厥昏迷、心胃气痛。

3. 用法用量

口服。每次2.5g，每日1~2次。

4. 不良反应

尚不明确。

5. 禁忌

孕妇禁用。

6. 注意事项

运动员慎用。

二十一、养血清脑颗粒

1. 主要成分

当归、川芎、白芍、熟地、钩藤、鸡血藤、夏枯草、决明子、珍珠母、延胡索、细辛。

2. 功能主治

养血平肝，活血通络。用于血虚肝亢所致的头痛，眩晕眼花，心烦易怒，失眠多梦。

3. 用法用量

口服。每次 1 袋（4g），每日 3 次。

4. 不良反应

偶见恶心、呕吐，罕见皮疹，停药后即可消失。

5. 禁忌

尚不明确。

6. 注意事项

（1）忌烟、酒及辛辣、油腻食物。

（2）低血压者慎用。

（3）肝病、肾病、糖尿病等慢性病严重者应在医师指导下使用。

（4）儿童、孕妇、哺乳期妇女、年老体弱者应在医师指导下使用。

（5）服药 3d 症状无缓解者，应去医院就诊。

（6）严格按用法用量服用，本品不宜长期服用。

（7）对本品过敏者禁用，过敏体质者慎用。

（8）本品性状发生改变时禁止使用。

（9）请将本品放在儿童不能接触的地方。

（10）如正在使用其他药品，使用本品前请咨询医师或药师。

二十二、强力定眩片

1. 主要成分

天麻、杜仲、野菊花、杜仲叶、川芎。

2. 功能主治

降压、降脂、定眩。用于高血压、动脉硬化、高血脂症，及以上诸病引起的头痛、头晕、目眩、耳鸣、失眠等症。

3. 用法用量

口服。每次 4~6 片，每日 3 次。

4. 不良反应

尚不明确。

5. 禁忌

尚不明确。

6. 注意事项

尚不明确。

二十三、血塞通胶囊

1. 主要成分

三七总皂苷。

2. 功能主治

活血祛瘀，通脉活络，抑制血小板聚集和增加脑血流量。用于脑路瘀阻，中风偏瘫，心脉瘀阻，胸痹心痛；脑血管病后遗症，冠心病心绞痛属上述证候者。

3. 用法用量

口服。每次 100mg，每日 3 次。

4. 不良反应

尚不明确。

5. 禁忌

尚不明确。

6. 注意事项

孕妇及过敏体质者慎用。

二十四、复方地龙胶囊

1. 主要成分

地龙（鲜品）、川芎、黄芪、牛膝。

2. 功能主治

化瘀通络，益气活血。用于缺血性中风中经络恢复期气虚血瘀证，症见半身不遂，口舌歪斜、言语蹇涩或不语、偏身麻木、乏力、心悸气短、流涎、自汗等。

3. 用法用量

口服。每次 2 粒，每日 3 次，饭后服用。

4. 不良反应

个别患者服药 2~3d 或出现胃部不适感。

5. 禁忌

不宜用于痰热证、火郁证、瘀热证等有热象者。

6. 注意事项

尚不明确。

二十五、复方血栓通胶囊

1. 主要成分

三七、黄芪、丹参、玄参。

2. 功能主治

活血化瘀，益气养阴。用于血瘀兼气阴两虚的稳定性劳累型心绞痛，症见胸闷、胸痛、心悸、心慌、气短、乏力、心烦、口干。

3. 用法用量

口服。每次 3 粒，每日 3 次。

4. 不良反应

个别用药前 GPT 异常的患者服药过程中出现 GPT 增高，是否与服用药物有关，尚无结论。

5. 禁忌

孕妇禁服。对本品过敏者禁服。

6. 注意事项

过敏体质者慎服。

二十六、脑心通胶囊

1. 主要成分

黄芪、赤芍、丹参、当归、川芎、桃仁、红花、乳香（制）、没药（制）、鸡血藤、牛膝、桂枝、桑枝、地龙、全蝎、水蛭。

2. 功能主治

益气活血、化瘀通络。用于气虚血滞、脉络瘀阻所致中风中经络，半身不遂、肢体麻木、口眼歪斜、舌强语言謇及胸痹心痛、胸闷、心悸、气短；脑梗死、冠心病心绞痛属上述证候者。

3. 用法用量

口服。每次 2~4 粒，每日 3 次。

4. 不良反应

尚不明确。

5. 禁忌

孕妇禁服。

6. 注意事项

胃病患者饭后服用。

二十七、益气复脉胶囊

1. 主要成分

红参、麦冬、五味子。

2. 功能主治

益气复脉，养阴生津，能改善冠状动脉循环，降低心肌耗氧量。用于气阴两亏、心悸气短、脉微自汗、冠心病、心绞痛和衰老等症。

3. 用法用量

口服。每次 2~4 粒，每日 2 次。

4. 不良反应

尚不明确。

5. 禁忌

无特殊禁忌。

6. 注意事项

尚不明确。

二十八、心脑宁胶囊

1. 主要成分

银杏叶、小叶黄杨、丹参、大果木姜子、薤白。

2. 功能主治

活血行气，通络止痛。用于气滞血瘀的胸痹、头痛、眩晕。症见胸闷刺痛，心悸不宁、头晕目眩等，以及冠心病、脑动脉硬化见上述症状者。

3. 用法用量

口服。每次 2~3 粒，每日 3 次。

4. 不良反应

尚不明确。

5. 禁忌

孕妇禁用。

6. 注意事项

尚不明确。

二十九、灯盏生脉胶囊

1. 主要成分

灯盏细辛、人参、麦冬、五味子。

2. 功能主治

益气养阴，活血健脑。用于气阴两虚，瘀阻脑络引起的胸痹心痛、中风后遗症，症见痴呆、健忘、手足麻木、冠心病、心绞痛、缺血性心脑血管疾病、高脂血症见上述证候者。

3. 用法用量

口服。每次 2 粒，每日 3 次，饭后 30min 服用。2 个月为一疗程，疗程可连续。巩固疗效和预防复发，每次 1 粒，每日 3 次。

4. 不良反应

尚不明确。

5. 禁忌

脑出血急性期禁用。

6. 注意事项

尚不明确。

三十、天麻醒脑胶囊

1. 主要成分

天麻、地龙、石菖蒲、远志、熟地黄、肉苁蓉。

2. 功能主治

滋补肝肾，通络止痛。用于肝肾不足所致头痛头晕、记忆力减退、失眠、反应迟钝、耳鸣、腰酸。

3. 用法用量

口服。每次 2 粒，每日 3 次。

4. 不良反应

尚不明确。

5. 禁忌

儿童、孕妇、哺乳期妇女禁用。

6. 注意事项

忌烟酒及辛辣食物，严格按用法用量服用，年老体弱者应在医师指导下服用，对本品过敏者禁用，过敏体质者慎用。

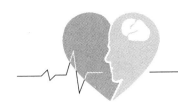

第六章
常见心脑血管疾病
常用名方100个

一、炙甘草汤《伤寒论》

1. 组成

甘草炙四两[①]，生姜切三两，人参二两，生地黄一斤[②]，桂枝去皮三两，阿胶二两，麦门冬去心0.5升，麻仁0.5升，大枣擘三十枚。

2. 用法

上九味，以清酒7升，水8升，先煮八味，取3升，去滓，内胶，烊消尽，温服1升，日3服。一名复脉汤（现代用法：水煎服，阿胶烊化，冲服）。

3. 功效

滋阴养血，益气复脉。

4. 主治

脉结代，心动悸，虚羸少气，舌光少苔，或质干而瘦小。

二、桂枝去芍药汤《伤寒论》

1. 组成

桂枝去皮三两，甘草炙二两，生姜切三两，大枣擘十二枚。

2. 用法

上四味，以水7升，煮取3升，去滓，温服1升（现代用法：水煎服）。

---

① 注：两为非法定计量单位，引自原方，本章中不作换算，特此说明。
② 注：斤为非法定计量单位，引自原方，本章中不作换算，特此说明。

3. 功效

解肌祛风，去阴通阳。

4. 主治

太阳病，下之后，脉促，胸满者。

三、桂枝甘草汤《伤寒论》

1. 组成

桂枝去皮四两，甘草炙二两。

2. 用法

上二味，以水3升，煮取1升，去滓，顿服（现代用法：水煎服）。

3. 功效

补助心阳，生阳化气。

4. 主治

发汗过多，其人叉手自冒心，心下悸欲得按者。

四、真武汤《伤寒论》

1. 组成

茯苓、芍药、生姜切各三两，白术二两，附子炮，去皮，破八片一枚。

2. 用法

上五味，以水8升，煮取3升，去滓，温服7合。日3服（现代用法：先煎附子，再纳入其余药物混煎）。

3. 功效

温阳利水。

4. 主治

太阳病发汗，汗出不解，其人仍发热，心下悸，头眩，身瞤动，振振欲擗地者。

五、柴胡加龙骨牡蛎汤《伤寒论》

1. 组成

柴胡四两，龙骨、黄芩、生姜、铅丹、人参、桂枝去皮、茯苓各一两半，半夏二合半，大黄洗二两，牡蛎一两半，熬大枣擘六枚。

2. 用法

上十二味，以水8升，煮取4升，内大黄，切如棋子，更煮一两沸，去滓，温服1升（现代用法：水煎服）。

3. 功效

通阳泻热，镇静安神。

4. 主治

伤寒八九日，下之，胸满、烦惊、小便不利、谵语、一身尽重，不可转侧者。

六、桂枝甘草龙骨牡蛎汤《伤寒论》

1. 组成

桂枝去皮一两，甘草炙二两，牡蛎熬二两，龙骨二两。

2. 用法

上四味，以水 5 升，煮取 2.5 升，去滓，温服八合，日三服（现代用法：先煎龙骨、牡蛎，再纳入其余药物混煎）。

3. 功效

温补心阳，安神定悸。

4. 主治

火逆复下，已误复误，又加烧针，火气内迫，心阳内伤，心生烦躁。

七、黄连阿胶汤《伤寒论》

1. 组成

黄连 12 克，黄芩 6 克，芍药 6 克，鸡子黄 2 枚，阿胶 9 克。

2. 用法

上五味，以水 1.2 升，先煎三物，取 600 毫升，去滓，入阿胶烊尽，稍冷，入鸡子黄，搅匀，每次温服 200 毫升，日三服。

3. 功效

养阴泻火，益肾宁心。

4. 主治

少阴病，得之二三日以上，心中烦，不得卧。

八、小陷胸汤《伤寒论》

1. 组成

黄连一两，半夏洗 0.5 升，瓜蒌实大者一枚。

2. 用法

上三味，以水 6 升，先煮瓜蒌，取 3 升，去滓，内诸药，煮取 2 升，去滓，分温三服。

3. 功效

清热化痰，宽胸散结。

4. 主治

痰热互结证。胸脘痞闷，按之则痛，或咳嗽痰黄稠，口苦，舌苔黄腻，脉滑数。

九、茯苓四逆汤《伤寒论》

1. 组成

茯苓四钱[①]，人参一钱，生附子二钱，炙甘草二钱，干姜一钱半。

2. 用法

水煎服。

3. 功效

回阳救逆，宁心除烦。

4. 主治

少阴病兼见烦躁不安，伴见舌淡脉微细。

十、桂枝加桂汤《伤寒论》

1. 组成

桂枝去皮五两，芍药三两，生姜切三两，甘草炙二两，大枣擘十二枚。

2. 用法

以水7升，煮取2升，去滓，温服1升。

3. 功效

温通心阳，平冲降逆。

4. 主治

烧针令其汗，针处被寒，核起而赤者，必发奔豚，气从少腹上冲心者。

十一、回阳救急汤《伤寒六书》

1. 组成

熟附子三钱，干姜二钱，肉桂一钱，人参三钱，白术三钱，茯苓三钱，半夏三钱，陈皮三钱，甘草二钱，五味子三钱。

2. 用法

水煎服。麝香三厘，临服时加入汤内调服（0.1克），生姜三片。

---

① 注：钱为非法定计量单位，引自原方，本章中不作换算，特此说明。

3. 功效

回阳救逆，益气复脉。

4. 主治

主治寒邪直中三阴，真阳衰微，证见四肢厥冷，恶寒蜷卧，吐泻腹痛，口不渴，神衰欲寐，或身寒战栗，或指端口唇发绀，或口吐涎沫，舌淡苔白滑，脉沉迟无力，甚或无脉。

十二、四逆汤《伤寒论》

1. 组成

甘草炙二两，干姜一两半，附子生半两。

2. 用法

上三味，以水 600 毫升，煮取 240 毫升，去滓，分二次温服。强人可将附子与干姜加倍。

3. 功效

回阳救逆。

4. 主治

少阴病，四肢厥逆，恶寒蜷卧，呕吐腹痛，下利清谷；神衰欲寐，以及太阳病误汗亡阳，脉沉迟微细者。

十三、瓜蒌薤白白酒汤《金匮要略》

1. 组成

瓜蒌实一枚，薤白半斤，白酒 7 升。

2. 用法

上三味，同煮，取 2 升，分温再服。

3. 功效

通阳散结，祛痰宽胸。

4. 主治

胸痹之病，喘息咳唾，胸背痛，短气寸口脉沉而迟，关上小紧数。

十四、瓜蒌薤白半夏汤《金匮要略》

1. 组成

瓜蒌实一枚，薤白三两，半夏半斤，白酒 1 升。

2. 用法

上四味，同煮，取 4 升，温服 1 升，日三服。

3. 功效

行气解郁，通阳散结，祛痰宽胸。

4. 主治

胸痹不得卧，心痛彻背。

十五、枳实薤白桂枝汤《金匮要略》

1. 组成

枳实四枚，厚朴四两，薤白半斤，桂枝一两，瓜蒌实捣一枚。

2. 用法

上五味，以水5升，先煮枳实，厚朴，取2升，去滓，内诸药，煮数沸，分温三服。

3. 功效

通阳散结，祛痰下气。

4. 主治

胸痹心中痞，留气结在胸，胸满，胁下逆抢心。

十六、人参汤《金匮要略》

1. 组成

人参、甘草、干姜、白术各三两。

2. 用法

上四味，以水8升，煮取3升，温服1升，日三服。

3. 功效

温中散寒，益气化痰。

4. 主治

胸痹心中痞，留气结在胸，胸满，胁下逆抢心。

十七、茯苓杏仁甘草汤《金匮要略》

1. 组成

茯苓三两、杏仁五十个，甘草一两。

2. 用法

上三味，以水一斗，煮取5升，温服1升，日三服。

3. 功效

宣肺行气，渗湿除痹。

4. 主治

胸痹，胸中气塞，短气。

十八、橘枳姜汤《金匮要略》

1. 组成

橘皮一斤，枳实三两，生姜半斤。

2. 用法

上三味，以水 5 升，煮取 2 升，分温再服。

3. 功效

宣肺行气，渗湿除痹。

4. 主治

胸痹，胸中气塞，短气。

十九、桂枝生姜枳实汤《金匮要略》

1. 组成

桂枝三两，生姜三两，枳实五枚。

2. 用法

上三味，以水 6 升，煮取 3 升，分温再服。

3. 功效

温阳化饮，下气降逆。

4. 主治

心中痞，诸逆心悬痛。

二十、乌头赤石脂丸《金匮要略》

1. 组成

蜀椒一两，乌头炮一分，附子炮半两，干姜一两，赤石脂一两。

2. 用法

上五味，末之，蜜丸如梧子大，先食服一丸，日三服。

3. 功效

温阳通滞，散寒止痛。

4. 主治

心痛彻背，背痛彻心。

二十一、苓桂术甘汤《金匮要略》

1. 组成

茯苓四两，桂枝三两，白术三两，甘草二两。

2. 用法

上四味，以水6升，煮取3升，分温三服。

3. 功效

温阳化饮，健脾利湿。

4. 主治

心下有痰饮，胸胁支满，目眩，夫短气有微饮。

二十二、木防己汤去石膏加茯苓芒硝汤《金匮要略》

1. 组成

木防己二两，桂枝二两，人参四两，芒硝三合，茯苓四两。

2. 用法

上五味，以水6升，煮取2升，去滓，内芒硝，再微煮，分温再服，微利则愈。

3. 功效

行水化饮，散结消痞，补虚清热。

4. 主治

膈间支饮，其人喘满，心下痞坚，面色黧黑，其脉沉紧，得之数十日，医吐下之不愈。

二十三、泽泻汤《金匮要略》

1. 组成

泽泻五两，白术二两。

2. 用法

上二味，以水2升，煮取1升，分温再服。

3. 功效

利水除饮，健脾制水。

4. 主治

心下有支饮，其人苦冒弦。

二十四、桂姜草枣黄辛附子汤方《金匮要略》

1. 组成

桂枝三两，生姜三两，甘草二两，大枣十二枚，麻黄二两，细辛二两，附子炮一枚。

2. 用法

上七味，以水 7 升，煮麻黄，去上沫，内诸药，煮取 2 升，分温三服，当汗出，以虫行皮中，即愈。

3. 功效

温阳散寒，行气利水，通滞散痞。

4. 主治

气分，心下坚大如盘，边如旋杯，水饮所作。

二十五、枳术汤《金匮要略》

1. 组成

枳实七枚，白术二两。

2. 用法

上二味，以水 5 升，煮取 3 升，分温三服，腹中软，即当散也。

3. 功效

利水散痞消坚。

4. 主治

心下坚如大盘，边如旋盘，水饮所作。

二十六、薏苡附子散《金匮要略》

1. 组成

薏苡仁十五两，大附子炮十枚。

2. 用法

服方寸匕，日三服。

3. 功效

温阳化湿，散寒止痛。

4. 主治

胸痹，缓急者。胸痹疼痛，拘急不舒，时缓时急，喜温喜按，口不渴，舌苔白，脉沉紧。

二十七、半夏麻黄丸《金匮要略》

1. 组成

半夏麻黄等分。

2. 用法

上二味，为末，炼蜜和丸，如小豆大。饮服三丸，日三服。

3. 功效

温阳化饮，通阳止悸。

4. 主治

饮邪凌心证。心悸或怔忡，胸闷或胸满，咳唾清痰涎沫，舌淡，苔薄滑，脉沉或滑。

二十八、甘麦大枣汤《金匮要略》

1. 组成

甘草三两，小麦1升，大枣十枚。

2. 用法

水煎服。上三味，以水6升，煮取3升，温分三服。

3. 功效

养心安神，和中缓急。

4. 主治

脏躁。证见精神恍惚，常悲伤欲哭，不能自主，心中烦乱，睡眠不安，甚则言行失常，呵欠频作，舌淡红苔少，脉细微数。

二十九、木防己汤《金匮要略》

1. 组成

木防己三钱，石膏一两，桂枝二钱，人参四钱。

2. 用法

水煎服。

3. 功效

行水化饮，益气清热。

4. 主治

支饮，症见咳喘发热，心下痞满，小便不利，或兼有短气乏力，舌红苔薄黄，脉沉。

三十、桂枝救逆汤《金匮要略》

1. 组成

桂枝三两，甘草二两，生姜三两，大枣十二枚，牡蛎五两，蜀漆三两，龙骨四两。

2. 用法

水煎服。

3. 功效

通阳、镇惊、安神。

4. 主治

心阳虚损，症见心悸、惊狂、卧起不安、舌淡或紫、脉细微疾数。

三十一、桂心散《肘后备急方》

1. 组成

桂心一两，当归一两，栀子十四枚。

2. 用法

上为散。服方寸匕，酒送下，日 3~5 次。

3. 功效

行气通络，活血止痛。

4. 主治

猝心痛，及久心病发作有时节者。小儿心痛不止。

三十二、小镇心散《备急千金要方》

1. 组成

人参二两，远志二两，白术二两，附子二两，桂心二两，黄耆二两，细辛二两，干姜二两，龙齿二两，防风二两，菖蒲二两，干地黄二两，赤小豆二两，茯苓四两。

2. 用法

上十四味，为末过筛。每服 4 克，一日三次，用酒送下。

3. 功效

补益心气，养心安神。

4. 主治

心气不足，虚悸恐畏，悲思恍惚，心神不定，惕然而惊。

三十三、大草乌头丸《千金翼方》

1. 组成

乌头炮，去皮十五分，人参五分，生姜二两，前胡、蜀椒去目并闭口者，汗、黄芩、白术、半夏洗、黄连、吴茱萸、龙骨、白头翁、干姜、细辛、桔梗、紫菀、川芎、厚朴炙、女萎、矾石（烧）、桂心、甘草炙各一两。

2. 用法

上二十二味，捣筛为末，炼蜜和丸如梧子大，酒服十丸，日三夜一，以知为度。

3. 功效

温阳散寒，行气破聚。

4. 主治

寒冷虚损，五十年心腹积聚百病，邪气往来，厥逆抢心；痹顽羸瘦骨立，不能食，破积聚方。

三十四、补心汤《千金翼方》

1. 组成

紫石英、紫苏、茯苓、人参、当归、茯神、远志去心、甘草炙，各二两，赤小豆五合，大枣三十枚，麦门冬1升，去心。

2. 用法

上九味，咀，以水8升，煮取2升五合，分为三服，宜春夏服之。

3. 功效

益气养心，安神定志。

4. 主治

心气不足，惊悸汗出，心中烦闷短气，喜怒悲忧，悉不自知，咽喉痛，口唇黑，呕吐，舌本强，水浆不通。

三十五、茯神汤《千金翼方》

1. 组成

茯神、人参、茯苓、菖蒲各二两，赤小豆四十枚。

2. 用法

上三十二味，咀，以水6升，酒6升合煮，取4升，分五服，日三，夜二服。

3. 功效

安神定志。

4. 主治

五邪气入人体中，心悸跳动，恍惚不定。

三十六、大定志丸《圣济总录》

1. 组成

消石一两，丹砂一分，白茯苓去黑皮、人参各二两。

2. 用法

上为末，粟米饭为丸，如弹丸大。每服一丸，砂糖新汲水调下。

3. 功效

益气清心，安神定志。

4. 主治

心脏实热，狂言妄语，心神不宁。

三十七、生脉散《医学启源》

1. 组成

人参五分，麦冬五分，五味子五粒。

2. 用法

长流水煎，不拘时服。

3. 功效

益气生津，敛阴止汗。

4. 主治

暑热耗气伤阴证，症见汗多神疲、体倦乏力、气短懒言、咽干口渴、舌干红少苔、脉虚数。

三十八、小续命汤《太平惠民和剂局方》

1. 组成

防己、肉桂去粗皮、黄芩、杏仁去皮，尖，炒黄、芍药白者、甘草、川芎、麻黄去根、节、人参去芦各一两，防风去芦一两半，附子炮，去皮，脐半两。

2. 用法

上除附子、杏仁外，捣为粗末，后入二味令匀。每服三钱，水一盏半，生姜五片，煎取一盏，去滓，稍热服（现代用法：水煎服）。

3. 功效

益气温阳，祛风通络。

4. 主治

卒暴中风，不省人事，渐觉半身不遂，口眼㖞斜，手足战掉，语言謇涩，肢体麻痹，神情气乱，头目眩重，痰涎并多，筋脉拘挛，不能屈伸，骨节烦疼，不得转侧，及治诸风，服之皆验。若治脚气缓弱，久服得差。久病风人，每遇天色阴晦，节候变更，宜预服之，以防喑瘰。

三十九、沉香降气汤《太平惠民和剂局方》

1. 组成

香附炒、去毛四百两，沉香十八两半，缩砂仁四十八两，甘草一百二十两。

2. 用法

上为细末，每服一钱，加盐少许，凌旦雾露，空心沸汤点服。

3. 功效

开胃消痰，散壅思食。

4. 主治

阴阳壅滞，气不升降，胸膈痞塞，心腹胀满，喘促短气，干哕烦满，咳嗽痰涎，口中无味，嗜卧减食。又治胃痹留饮，噫醋闻酸，胁下支结，常觉妨闷，及中寒咳逆，脾湿洞泄，两胁虚鸣，脐下撮痛，皆能治之。患脚气人；毒气上升，心腹胀满，肢体浮肿者，尤宜服之。常服开胃消痰，散壅思食。凌旦雾露，空腹服食，去邪恶气，使无瘴疫。

四十、至宝丹《太平惠民和剂局方》

1. 组成

生乌犀屑研、朱砂研、飞、雄黄研、飞、生玳瑁屑研、琥珀研各一两，麝香研、龙脑研各一分，金箔半入药，半为衣、银箔研各五十片，牛黄研半两，安息香一两半。

2. 用法

为末，以无灰酒搅澄飞过，滤去沙土，约得净数一两，慢火熬成膏。上将生犀、玳瑁为细末，入馀药研匀，将安息香膏重汤煮凝成后，入诸药中和搜成剂，盛不津器中，并旋圆如桐子大，用人参汤化下三圆至五圆。

3. 功效

镇惊安神，开窍息风。

4. 主治

疗卒中急风不语，中恶气绝，中诸物毒暗风，中热疫毒，阴阳二毒，山岚瘴气毒，蛊毒水毒，产后血晕，口鼻血出，恶血攻心，烦躁气喘，吐逆，难产闷难（一本作乱），死胎不下。以上诸疾，并用童子小便一合，生姜自然汁三、五滴，入于小便内温过，化下三圆至五圆，神效。

四十一、导气枳壳丸《黄帝素问宣明论方》

1. 组成

枳壳去瓤，麸炒、木通锉，炒、青皮去白、陈皮去白、桑白皮锉炒、萝卜子微炒、白牵牛炒、黑牵牛炒、莪术煨、茴香炒、荆三棱煨各等分。

2. 用法

上为末，粟米饭为丸，如弹丸大。每服一丸，砂糖新汲水调下。

3. 功效

益气清心，安神定志。

4. 主治

心脏实热，狂言妄语，心神不宁。《肘后备急方》

四十二、小定志丸《三因极一病证方论》

1. 组成

菖蒲炒、远志去心，姜汁淹各60克，茯苓、茯神、人参各90克，辰砂为衣。

2. 用法

上药为末，蜜丸，如梧桐子大。每服50丸，米汤送下。

3. 功效

健脾益气，养心安神。

4. 主治

心气不足，忧愁不乐，健忘，夜多异梦，惊悸恐怯。

四十三、朱雀丸《百一选方》

1. 组成

茯神去皮60克，沉香15克。

2. 用法

上药并为细末，炼蜜为丸，如小豆大。每服30克，食后人参汤下。

3. 功效

益气补血，养心安神。

4. 主治

心血不足，心气亦虚，惊悸失眠。

四十四、朱砂安神丸《内外伤辨惑论》

1. 组成

黄芪劳役病热甚者一钱，甘草炙五分[①]，人参去芦、升麻、柴胡、橘皮、当归身酒洗、白术各三分。

2. 用法

药除朱砂外，四味共为细末，汤浸蒸饼为丸，如黍米大。以朱砂为衣，每服十五丸或二十丸，津唾咽之，食后服。

3. 功效

镇心安神，清热养血。

4. 主治

夫脾胃虚者，因饮食劳倦，心火亢甚，而乘其土位，其次肺气受邪。脾胃气虚，不能升浮，为阴火伤其生发之气，荣血大亏，荣气不营，阴火炽盛，是血中伏火日渐煎熬，血气日减，心包与心主血，血减则心无所养，致使心乱而烦，病名曰悗者，心惑而烦闷不安也，故加辛甘微温之剂生阳气，阳生则阴长。

四十五、小续命汤《严氏济生方》

1. 组成

防己、麻黄去根节，汤泡、人参、桂心不见火、黄芩、甘草炙、白芍药、杏仁汤浸，去皮尖、川芎各一两，附子炮，去皮脐一枚，防风去芦一两半。

2. 用法

上咀，每服四钱，水二盏[②]，生姜九片，煎至七分，去滓，温服，不拘时候。

3. 功效

祛风通络。

4. 主治

卒中风欲卧，身体缓急，口目不正，舌强不语，奄奄忽忽，神情闷乱，诸风服之皆验，

---

① 注：分为非法定计量单位，引自原方，本章中不作换算，特此说明。

② 注：盏为非法定计量单位，引自原方，本章中不作换算，特此说明。

不令人虚。

四十六、星香散《严氏济生方》

1. 组成

附子去皮，生用、天南星生用各一两，木香不见火半两。

2. 用法

上咀，分作二服，水二盏，生姜十片，煎至七分，去滓，温服，不拘时候。

3. 功效

化痰利气。

4. 主治

因虚中风，痰涎壅塞，不省人事，脉来沉伏，服凉药不得者。

四十七、茨实丸《严氏济生方》

1. 组成

茨实蒸，去壳、莲花须各二两，茯神去木、山茱萸取肉、龙骨、五味子、枸杞子、熟地黄酒蒸，焙、韭子炒、肉苁蓉酒浸、川牛膝去芦，酒浸、焙、紫石英各一两。

2. 用法

上为细末，酒煮山药糊为丸，如桐子大，每服七十丸，空心，盐酒盐汤任下。

3. 功效

养心安神，补肾固精。

4. 主治

思虑伤心，疲劳伤肾，心肾不交，精元不固，面少颜色，惊悸健忘，梦寐不安，小便赤涩，遗精白浊，足胫酸疼，耳聋目昏，口干脚弱。

四十八、加味七气汤《严氏济生方》

1. 组成

半夏汤泡七次三两，桂心不见火、延胡索炒，去皮各一两，人参、甘草炙各半两，乳香三钱。

2. 用法

上咀，每服四钱，水一盏半，生姜七片，枣一枚，煎至七分，去滓，食前温服。

3. 功效

益气宁神。

4. 主治

喜、怒、忧、思、悲、恐、惊七气为病，发则心腹刺痛不可忍，时发时止，发则欲死。及外感风寒湿气作痛，亦宜服之。

四十九、九痛丸《严氏济生方》

1. 组成

附子炮，去皮脐二两，干姜炮、吴茱萸炒、野狼毒锉，醋拌，炒黄、人参各一两，巴豆去壳油半两。

2. 用法

上细末，炼蜜为丸，如梧桐子大，每服三丸，热汤送下，不拘时候。

3. 功效

温阳散寒，杀虫止痛。

4. 主治

心痛，由积聚、痰饮结血、虫蛀、寒冷引起。

五十、却痛散《严氏济生方》

1. 组成

高良姜锉如骰子，火煨一两，巴豆去壳五枚。

2. 用法

上和，炒令转色，去巴豆不用，研为细末，每服二钱，用热酒调服，不拘时候。

3. 功效

温里散寒止痛。

4. 主治

心痛不可忍者。

五十一、益气聪明汤《东垣试效方》

1. 组成

黄芪半两，甘草半两，芍药一钱，黄柏酒制，锉，炒黄一钱，人参半两，升麻三钱，葛根三钱，蔓荆子一钱半。

2. 用法

上咬咀。每服三钱，水二盏，煎至一盏，去滓温服，临卧近五更再煎服之。

3. 功效

益气升清，滋养脑窍。

4. 主治

冲和之气不能上升，脑窍失养。

五十二、养心汤《仁斋直指方论》

1. 组成

黄芪炙、白茯苓、茯神、半夏曲、当归、川芎各半两，远志去心、姜汁炒、辣桂、柏子仁、酸枣仁炒、五味子、人参各二钱半，甘草炙四钱。

2. 用法

上为粗末，每服三钱，生姜五片，大枣二枚，煎，食前服。

3. 功效

补益气血、养心安神。

4. 主治

心血虚少，惊惕不宁。

五十三、加味四七汤《仁斋直指方论》

1. 组成

半夏二两半，白茯苓、浓朴各一两半，茯神、紫苏各一两，远志炒、甘草炙各半两。

2. 用法

每服四钱，生姜五片，石菖蒲一寸，枣一个。

3. 功效

行气解郁，化痰安神。

4. 主治

心气郁滞，痰涎凝结，致生惊悸。

五十四、宁志丸《仁斋直指方论》

1. 组成

人参、白茯苓、茯神、柏子仁、琥珀、当归、酸枣仁温酒浸半日，去壳，隔纸炒香、远志酒浸半日，新布裹，捶取肉、焙各半两，乳香、朱砂别研、石菖蒲各一分。

2. 用法

上药研末，炼蜜丸，梧桐子大。

3. 功效

益气补血，养心安神。

4. 主治

心血不足，心气亦虚，惊悸失眠。

五十五、宁志丸《仁斋直指方论》

1. 组成

人参、白茯苓、茯神、柏子仁、琥珀、当归、酸枣仁温酒浸半日，去壳，隔纸炒香、远志酒浸半日，新布裹，捶，取肉，焙各15克，乳香、朱砂别研、石菖蒲各7.5克。

2. 用法

上药研末，炼蜜丸，梧桐子大。每次30丸，食后枣汤下。

3. 功效

益气补血，养心安神。

4. 主治

心血不足，心气亦虚，惊悸失眠。

五十六、养心汤《仁斋直指方论》

1. 组成

黄芪炙、白茯苓、茯神、半夏、当归、川芎各半两，远志取肉，姜汁淹焙、辣桂、柏子仁、酸枣仁浸，去皮，隔纸炒香、北五味子、人参各一分，甘草炙四钱。

2. 用法

上为粗末，每服三钱，姜生姜五片，大枣二枚，煎，食前服。

3. 功效

补益气血、养心安神。

4. 主治

气血不足，心神不宁证。症见神思恍惚、心悸易惊、失眠健忘、舌淡脉细。

五十七、枳梗半夏汤《世医得效方》

1. 组成

桔梗锉，微炒，五两，陈皮去白，五两，半夏汤洗七次，五两，枳实去穰，炒二两。

2. 用法

上锉散。每服二钱，水一中盏，生姜五片，乌梅一个，煎至七分，温服，不拘时候。

3.功效

顺气消痞。

4.主治

除痰下气，治胸胁胀满，寒热呕哕，心下坚痞，短气烦闷，痰逆恶心，饮食不下。

五十八、芎术散《世医得效方》

1.组成

川芎、半夏、白术各一两，甘草半两。

2.用法

上锉散。每服四钱，生姜五片，木瓜二片，不拘时候温服。

3.功效

行气化湿止眩。

4.主治

冒雨中湿，眩晕，呕吐涎沫，头重不食，经久不瘥者。

五十九、气针丸《世医得效方》

1.组成

木香、青皮去白、大黄炮、槟榔各一两，黑牵牛半生半炒二两。

2.用法

通心饮加枳壳、灯芯草、麦门冬、车前子，各半钱煎。

3.功效

行气宽胸止痛。

4.主治

久积风热，疏利滞气，宽胸膈，止刺痛。

六十、却痛散《世医得效方》

1.组成

五灵脂去砂、蒲黄炒、各半两，当归、肉桂去粗皮、石菖蒲、木香、胡椒各一两。

2.用法

上锉散。每服四钱，水一盏，食盐、米醋少许煎服。

3.功效

温阳散寒，祛瘀止痛。

4. 主治

心气冷痛不可忍者。

六十一、鸡舌香散《世医得效方》

1. 组成

丁香一百枚，甘草半两，高良姜一两，白芍药二两。

2. 用法

上为末。每服二钱，陈米饮调，食前服。

3. 功效

行气柔肝止痛。

4. 主治

心腹卒痛，安胃，进食，调冷热，定泄泻。

六十二、延胡索散《世医得效方》

1. 组成

延胡索一两，甘草二钱为散。

2. 用法

水一碗，煎至半碗，顿吐逆，分作三五次服。

3. 功效

活血止痛。

4. 主治

卒心痛，或经年不愈者。

六十三、仓卒散《世医得效方》

1. 组成

山栀子连皮烧半过四十九个，附子炮，去皮脐一枚。

2. 用法

上锉散。每服二钱，酒一小盏，入盐少许，煎七分，温服。

3. 功效

寒热平调止痛。

4. 主治

气自腰腹间，挛急，疼痛，不可屈伸。腹中冷重如石，痛不可忍，自汗如洗，手冷，久不瘥垂死方。又治胸痹切痛。

六十四、愈风汤《丹溪心法》

1. 组成

羌活、甘草炙、防风、防己、黄芪、蔓荆子、川芎、独活、细辛、枳壳、麻黄去根、地骨皮、人参、知母、甘菊、薄荷去梗、白芷、枸杞子、当归、杜仲炒、秦艽、柴胡、半夏、厚朴姜制、前胡、熟地各二两，白茯苓、黄芩各三两，生地、苍术、石膏、芍药各四两，桂一两。

2. 用法

上锉。每服一两，水二盏，生姜三片煎，空心一服，临卧煎渣。空心一服，吞下二丹丸，为之重剂。临卧一服，吞下四白丹，为之轻剂。

3. 功效

祛风清热，养血通络。

4. 主治

中风，内邪已除，外邪已尽，当服此药以行导诸经。

六十五、家宝丹《丹溪心法》

1. 组成

川乌、轻粉各一两，五灵脂姜汁制、另研、草乌各六两，南星、全蝎、没药、辰砂各二两，白附子、乳香、僵蚕炒各三两，片脑五钱，羌活、麝香、地龙各四两，雄黄、天麻各三两。

2. 用法

上为末，作散。调三分，不觉，半钱。或蜜丸如弹子大，含化，茶酒皆可。

3. 功效

祛风通络，温经散寒，涤痰通滞。

4. 主治

一切风疾瘫痪，痿痹不仁，口眼歪斜者。

六十六、牛黄清心丸《痘疹心法》

1. 组成

黄连生五钱，黄芩、山栀仁各三钱，郁金二钱，辰砂一钱半，牛黄二分半。

2. 用法

上为细末，腊雪调面糊为丸，如黍米大。每服七八丸，灯芯草汤送下。

3. 功效

清热解毒，开窍安神。

4. 主治

温邪内陷，热入心包，痰涎壅塞，烦热神昏，谵语抽搐。

六十七、苏合香丸《证治准绳·类方》

1. 组成

白术、青木香、乌犀角屑、香附子炒，去毛、朱砂研，水飞、诃藜勒煨，取皮、白檀香、安息香另末，无灰酒 1 升熬膏、沉香、麝香研、丁香、荜茇各二两，龙脑研、苏合香油入安息香膏内各一两，熏陆香别研一两。

2. 用法

上为细末，入药研匀，用安息香膏并炼白蜜和剂，每服旋丸如梧桐子大。

3. 功效

芳香开窍，行气止痛。

4. 主治

传尸骨蒸，肺痿，痤忤鬼气，卒心痛，霍乱吐痢，时气鬼魅瘴疟，赤白暴痢，瘀血月闭，癖疔肿，惊痫，鬼忤中人，小儿吐乳，大人狐狸等病。

六十八、三生饮《证治准绳·类方》

1. 组成

天南星一两，川乌去皮、生附子各半两，木香二钱半。

2. 用法

上咀，每服半两，水二盏，姜十片，煎至六分，去渣温服。或口噤不省人事者，用细辛、皂角各少许，为细末，以芦管吹入鼻中，候喷嚏，其人少苏，然后进药。

3. 功效

温阳化湿，祛风通络。

4. 主治

卒中昏不知人事，口眼㖞斜，半身不遂，咽喉作声，痰气上壅，无问外感风寒，内伤喜怒，或六脉沉伏，或指下浮盛，并宜服之。兼治痰厥、饮厥，及气虚眩晕，悉有神效。但口开手散，眼合遗尿，声如鼾鼻者难治。

六十九、胜金丸《证治准绳·类方》

1. 组成

生薄荷半两，猪牙皂角捶碎，水1升，二味一处浸取汁，慢火研成膏二两，瓜蒂末一两，藜芦二两，朱砂研半两。

2. 用法

上将朱砂末二分，与二味末研匀，用膏子搜和，丸如龙眼大，以朱砂为衣。温酒化下一丸，甚者二丸，以吐为度。得吐即醒，不醒者不可治。

3. 功效

祛风化涎醒神。

4. 主治

中风忽然昏倒若醉，形体昏闷，四肢不收，风涎潮于上膈，气闭不通。

七十、远志汤《证治准绳·类方》

1. 组成

远志去心二钱半，人参去芦、石菖蒲、羌活去芦、细辛洗，去苗、麻黄去根各半两，赤芍药、白术各一两。

2. 用法

上为细末，每服二钱，煎小麦汤下，不拘时，日进二服。

3. 功效

祛风通络，驱邪稳心。

4. 主治

心经受病，多汗恶风，善怒赤色，口不能言，但得偃卧，不可转侧，闷乱冒绝汗出，风中于心也。唇色正赤，犹可治，急灸心百壮。或青黄不定，面色，战栗动者，不可治。

七十一、牛黄散《证治准绳·类方》

1. 组成

牛黄另研、麝香另研、犀角屑、羚羊角屑、龙齿另研、防风、天麻、独活、人参去芦、沙参、茯神去木、川升麻、甘草炙、白鲜皮、远志去心、天竺黄另研各二钱半，龙脑另研一钱，朱砂、水飞、铁粉另研、麦门冬去心各半两。

2. 用法

上为细末，研令匀。每服二钱，煎麦门冬汤调下，不拘时候。

3. 功效

芳香开窍，行气止痛。

4. 主治

心脏中风，恍惚恐惧闷乱，不得睡卧，语言错乱。

七十二、茯神散《证治准绳·类方》

1. 组成

茯神去木、羌活、麻黄去节、龙齿另研各一两，赤芍药、甘草炙各半两，蔓荆子、薏苡仁、麦门冬去心、人参去芦、防风、远志去心、犀角屑各七钱半。

2. 用法

上咀，每服四钱，水一盏半，生姜四片，煎至一盏，去滓温服，不拘时候。

3. 功效

祛风醒神。

4. 主治

心脏中风，精神不安，语涩昏闷，四肢沉重。

七十三、天王补心丹《万病回春》

1. 组成

甘人参15克，五味子、当归酒洗、天门冬去心、麦门冬去心、柏子仁、酸枣仁炒、玄参、白茯神去皮、丹参、桔梗去芦、远志去心各15克，黄连去毛，酒炒60克，生地黄酒洗120克，石菖蒲30克。

2. 用法

上为细末，炼蜜为丸，如梧桐子大，朱砂为衣。每服30丸，临卧时用灯芯草、竹叶煎汤送下。

3. 功效

滋阴泻火，养心安神。

4. 主治

阴虚火旺，心神失养，惊悸怔忡，健忘失眠，咽喉干燥，夜梦遗精。

七十四、七福饮《景岳全书》

1. 组成

人参6克，熟地9克，当归9克，白术炒5克，炙甘草3克，枣仁6克，远志制5克。

2. 用法

上药用水 400 毫升，煎取 280 毫升，空腹时温服。

3. 功效

益气养心，宁心安神。

4. 主治

心气虚而惊悸者。

七十五、养心汤《医方集解》

1. 组成

黄芪蜜炙、茯苓、茯神、当归酒洗、川芎、半夏曲各一两，甘草一钱，柏子五钱。

2. 用法

原方未注明（现代用法：水煎服）。

3. 功效

益气养血，养心安神。

4. 主治

心虚血少，神气不宁，怔忡惊悸。

七十六、三生汤《医方集解》

1. 组成

生南星一两，生川乌去皮、生附子去皮各五钱，木香二钱。

2. 用法

原方未注明（现代用法：水煎服）。

3. 功效

化痰开窍，散寒通络。

4. 主治

中风卒然昏愦，不省人事，痰涎壅盛，语言謇涩等。

七十七、归脾汤《辨证录》

1. 组成

白术、茯神去木、黄芪去芦、龙眼肉、酸枣仁炒，去壳各 30 克，人参、木香不见火各 15 克，甘草炙 7.5 克。

2. 用法

每剂12克，用水220毫升，加生姜5片，枣子1枚，煎至150毫升，去滓温服，不拘时候。

3. 功效

健脾益气，补血养心。

4. 主治

思虑过多，劳伤心脾，健忘怔忡。

七十八、沉香降气散《医学心悟》

1. 组成

沉香细锉三钱，砂仁七钱，甘草炙五钱，香附盐水炒五钱，延胡索酒炒一两，川楝子煨去肉净一两。

2. 用法

煨去肉净，一两共为末，每服二钱，淡姜汤下。

3. 功效

行气止痛。

4. 主治

气滞心痛证。气壅攻刺而痛，游走不定也。

七十九、手拈散《医学心悟》

1. 组成

延胡索醋炒、香附酒炒、五灵脂去土醋炒、没药各一两。

2. 用法

箬上炙干，等分共为细末。每服三钱，热酒调下。血老者，用红花五分，桃仁十粒，煎酒调下。

3. 功效

活血止痛。

4. 主治

血积心痛。血痛者，痛有定处而不移，转侧若刀锥之刺。

八十、清中汤《医学心悟》

1. 组成

香附、陈皮各一钱五分，黑山栀、金铃子、延胡索各八分，甘草炙，五分，川黄连姜汁炒一钱。

2. 用法

水煎服。

3. 功效

清心止痛。

4. 主治

热厥心痛。舌燥唇焦，溺赤便闭，喜冷畏热，其痛或作或止，脉洪大有力。

八十一、姜附汤加肉桂《医学心悟》

1. 组成

生姜八两，附子生用，四破四两，肉桂四两。

2. 用法

水煎服，大剂饮之。

3. 功效

散寒通阳。

4. 主治

寒厥心痛证。寒痛者，其痛暴发，手足厥冷，口鼻喜冷，喜热畏寒，其痛绵绵不休，脉沉细无力。

八十二、半夏白术天麻汤《医学心悟》

1. 组成

半夏一钱五分，天麻、茯苓、橘红各一钱，白术三钱，甘草五分。

2. 用法

生姜一片，大枣二枚，水煎服。

3. 功效

化痰息风，健脾祛湿。

4. 主治

风痰上扰证。眩晕，头痛，胸膈痞闷，恶心呕吐，舌苔白腻，脉弦滑。

八十三、安神定志丸《医学心悟》

1. 组成

茯苓、茯神、人参、远志各一两，石菖蒲、龙齿各五钱。

2. 用法

炼蜜为丸，如梧桐子大，辰砂为衣，每服二钱（6克），开水送下。

3. 功效

安神定志，益气镇惊。

4. 主治

心胆气虚，心神不宁，症见精神烦乱、失眠、梦中惊跳、怵惕、心悸胆怯、舌质淡、脉细弱。

八十四、赤石脂丸《医学心悟》

1. 组成

蜀椒一两，乌头一分，附子炮半两，干姜一两，赤石脂一两。

2. 用法

上为末，炼蜜为丸，如梧桐子大。

3. 功效

温阳，散寒，止痛。

4. 主治

心痛彻背，背痛彻心。

八十五、保元汤《观聚方要补》

1. 组成

桂枝 6 克，白术、人参各 3 克，黄芪 2.5 克，当归 2.5 克，生附子 2 克。

2. 用法

水煎服。

3. 功效

健脾益气活血。

4. 主治

中风虚脱，猝然昏迷，不省人事，半身不遂。

八十六、血府逐瘀汤《医林改错》

1. 组成

当归三钱，生地三钱，桃仁四钱，红花三钱，枳壳二钱，赤芍二钱，柴胡一钱，甘草一钱，桔梗一钱半，川芎一钱半，牛膝三钱。

2. 用法

水煎服。

3. 功效

活血化瘀，行气止痛。

4. 主治

胸疼在前面，后通背亦疼，疼立止；心跳心忙；夜不能睡，用安神养血药治之不效者，此方若神；心跳心忙，用归脾安神等方不效，用此方百发百中；夜不安者，将卧则起，坐未稳又欲睡，一夜毋宁刻，重者满床乱滚，此血府血瘀。

八十七、补阳还五汤《医林改错》

1. 组成

黄芪生四两，归尾二钱，赤芍一钱半，地龙去土一钱，川芎一钱，桃仁一钱，红花一钱。

2. 用法

水煎服。

3. 功效

补气，活血，通络。

4. 主治

半身不遂，口服歪斜，语言謇涩，口角流涎，大便干燥，小便频数，遗尿不禁。初得半身不遂，根据本方加防风一钱，服四五剂后去之。如患者先有入耳之言，畏惧黄，只曰，每日仍服一剂。如已病三两个月，前医遵古方用寒凉药过多，加附四五钱。如用散风药过多，加党参四五钱。若未服，则不必加。此法虽良善之方，然病久气太亏，肩膀脱落二三指缝，胳膊曲而搬不直，脚孤拐骨向外倒，哑不能言一字，皆不能愈之证，虽不能愈，常服可保病不加重。若服此方愈后，药不可断，或隔三五日吃一副，或七八一副，不吃恐将来得气厥之证。方内黄，不论何处所产，药力总是一样，皆可用。

八十八、癫狂梦醒汤《医林改错》

1. 组成

桃仁八钱，柴胡三钱，香附二钱，木通三钱，赤芍三钱，半夏二钱，腹皮三钱，青皮二钱，陈皮三钱，桑皮三钱，苏子研四钱，甘草五钱。

2. 用法

水煎服。

3. 功效

平肝散郁，祛邪除痰。

4. 主治

癫狂一证，哭笑不休，詈骂歌唱，不避亲疏，许多恶态，乃气血凝滞，脑气与脏腑气不接，如同做梦一样。

八十九、通窍活血汤《医林改错》

1. 组成

赤芍、川芎各一钱，桃仁二钱，红花、生姜各三钱，麝香五厘，老葱三根，大枣七枚。

2. 用法

前七味用黄酒 250 克，煎至一盅，去渣，入麝香微煎，临卧服。

3. 功效

活血通窍。

4. 主治

淤阻脑窍，血行不畅致头晕、头痛、旧聋、目痛等。

九十、定心汤《医学衷中参西录》

1. 组成

龙眼肉一两，酸枣仁炒捣五钱，萸肉去净核五钱，柏子仁炒捣四钱，生龙骨捣细四钱，生牡蛎捣细，四钱，生明乳香一钱，生明没药一钱。

2. 用法

原方未注明（现代用法：水煎服）。

3. 功效

益气养血，安神定志。

4. 主治

心中气血亏损，失其保护之职，心中神明遂觉不能自主而怔忡之疾。

九十一、安魂汤《医学衷中参西录》

1. 组成

龙眼肉六钱，酸枣仁炒捣四钱，生龙骨捣末五钱，生牡蛎捣末五钱，清半夏三钱，茯苓片三钱，生赭石轧细四钱。

2. 用法

原方未注明（现代用法：水煎服）。

3. 功效

养心安神，化痰镇静。

4. 主治

心中气血虚损，兼心下停有痰饮，致惊悸不眠。

九十二、镇肝熄风汤《医学衷中参西录》

1. 组成

怀牛膝一两，生赭石轧细一两，生龙骨捣碎五钱，生牡蛎捣碎五钱，生龟板捣碎五钱，生杭芍五钱，玄参五钱，天冬五钱，川楝子捣碎二钱，生麦芽二钱，茵陈二钱，甘草钱半。

2. 用法

原方未注明（现代用法：水煎服）。

3. 功效

镇肝熄风，滋阴潜。

4. 主治

内中风证（亦名类中风），其脉弦长有力，或上盛下虚，头目时常眩晕，或脑中时常作疼发热，或目胀耳鸣，或心中烦热，或时常噫气，或肢体渐觉不利，或口眼渐形歪斜，或面色如醉，甚或眩晕，至于颠仆，昏不知人，移时始醒，或醒后不能复原，精神短少，或肢体痿废，或成偏枯。

九十三、加味补血汤《医学衷中参西录》

1. 组成

生箭芪一两，当归五钱，龙眼肉五钱，真鹿角胶另炖同服三钱，丹参三钱，明乳香三钱，明没药三钱，甘松二钱。

2. 用法

原方未注明（现代用法：水煎服，鹿角胶烊化，冲服）。

3. 功效

益气补血，活血通络。

4. 主治

身形软弱，肢体渐觉不遂，或头重目眩，或神昏健忘，或觉脑际紧缩作疼，甚或昏仆移时苏醒致成偏枯，或全身痿废，脉象迟弱，内中风证之偏虚寒者。

九十四、搜风汤《医学衷中参西录》

1. 组成

防风六钱，人参四钱，清半夏三钱，生石膏八钱，僵蚕二钱，柿霜饼冲服五钱，麝香药汁送服一分。

2. 用法

水煎服。

3. 功效

益气祛风，散邪通络。

4. 主治

五内大虚，或禀赋素虚，风自经络袭入，脏腑各失其职，致患中风。

九十五、天麻钩藤饮《杂病证治新义》

1. 组成

天麻 9 克，钩藤 12 克，生石决明 18 克，山栀 9 克，黄芩 9 克，川牛膝 12 克，杜仲 9 克，益母草 9 克，桑寄生 9 克，夜交藤 9 克，朱茯神 9 克。

2. 用法

石决明先煎，钩藤后下。

3. 功效

清热平肝，潜阳熄风。

4. 主治

肝经有热，肝阳偏亢，头痛头胀，耳鸣目眩，少寐多梦；或半身不遂，口眼喎斜，舌红，脉弦数。

九十六、破格救心汤《李可老中医急危重症疑难病经验专辑》

1. 组成

附子 30~200 克，干姜 60 克、炙甘草 60 克、高丽参另煎浓汁对服 10~30 克、山萸肉 60~120 克、生龙牡粉、活磁石粉各 30 克、麝香 0.5 克。

2. 用法

病势缓者，加冷水2000毫升，文火煮取1000毫升，5次分服，2h一次，日夜连服1~2剂，病势危急者，开水武火急煎，随煎、随喂，或鼻饲给药，24h内，不分昼夜频频喂服1~3剂。

3. 功效

益气固脱，回阳救逆。

4. 主治

治凡内外妇儿各科危重急症，或大吐大泻、或吐衄便血，妇女血崩，或外感寒温，大汗不止，或久病气血耗伤殆尽……导致阴竭阳亡，元气暴脱，心衰休克，生命垂危（一切心源性、中毒性、失血性休克及急证导致循环衰竭），症见冷汗淋漓，四肢冰冷，面色㿠白或萎黄、灰败，唇、舌、指甲青紫，口鼻气冷，喘息抬肩，口开目闭，二便失禁，神志昏迷，气息奄奄，脉象迟弱；古代医籍所载心、肝、脾、肺、肾五脏绝证和七怪脉绝脉等必死之证、现代医学放弃抢救的垂死患者。

九十七、偏正头风散《李可老中医急危重症疑难病经验专辑》

1. 组成

红参、五灵脂、制首乌、炒白蒺藜、制川草乌、生石膏、天麻、川芎、白芷、甘草各 12 克，细辛、芥穗、防风、羌活、辛夷、苍耳子、苍术、全蝎、蜈蚣、僵蚕、地龙、天南星、制白附子、明雄黄另研对入、乳香、没药各 6 克。

2. 用法

上药共研细粉，日服 2 次，每次 3 克，饭后、睡前淡茶水调服。

3. 功效

祛风止痛。

4. 主治

久年各类型头痛，血管性、神经性、眼源性、鼻源性、外伤性脑震荡后遗症，脑瘤之头痛。面神经麻痹、中风后遗症之关节变形。

九十八、疏调安神汤《国医大师张震气机疏调论》

1. 组成

柴胡 10 克、郁金 10 克、丹参 10 克、白芍 12 克、白术 10 克、茯苓 15 克、山药 20 克、仙灵脾 15 克、薄荷 6 克、酸枣仁 20 克、柏子仁 10 克、五味子 15 克、夜交藤 20 克、合欢花 20 克、石菖蒲 15 克、远志 10 克、生甘草 6 克。

2. 用法

水煎服。

3. 功效

疏调气机、养心安神。

4. 主治

心脏神经官能症、抑郁症等。

九十九、疏调解郁汤《国医大师张震气机疏调论》

1. 组成

柴胡 10 克、香附 10 克、郁金 10 克、丹参 10 克、川芎 10 克、枳实 10 克、白芍 12 克、白术 10 克、茯苓 15 克、山药 20 克、仙灵脾 15 克、薄荷 6 克、刺蒺藜 10 克、石菖蒲 15 克、佛手 10 克、甘松 10 克、玫瑰花 12 克、厚朴花 10 克、素馨花 10 克、生甘草 6 克。

2. 用法

水煎服。

3. 功效

疏调气机、行气活血、宁神益智。

4. 主治

心脏神经官能症、抑郁症等。

一百、国医大师路志正方验方《国医大师路志正教授辨治心力衰竭验案赏析》

1. 组成

淡附子 6 克先煎，仙灵脾 15 克，肉苁蓉 10 克，熟地黄 12 克先煎，紫丹参 15 克，太子参 12 克，白术 12 克，茯苓 20 克，芍药 12 克，麦冬 10 克，五味子 4 克，生牡蛎 20 克先煎。

2. 用法

水煎服。

3. 功效

温补肾阳，散寒止痛。

4. 主治

冠心病、心绞痛，证属厥心痛之肾心痛。症见面色苍白、少气懒言、胸痹刺痛、心痛如绞、烦躁不安、腰膝酸软、少腹发凉、四肢欠温、大便不成形、眼睑及双下肢均见轻度浮肿；舌黯，边有散在瘀点，苔薄白，脉沉细略迟。

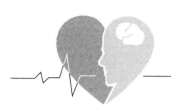

第七章
常用急救药物量化配置

在抢救急危重患者时，及时准确应用急救药品是抢救成功的关键。为此，结合临床实践经验，制定了急救药品量化配制表，以便于指导临床一线医师快捷准确地配制急救药品，同时在使用过程中，让各班医护人员能一目了然地掌握具体用量，及时调整输注速度。但值得注意的是：各级医护人员在使用各种急救药品前，必须严格掌握各种药品的适应证、禁忌证及毒副作用等。

一、"常用急救药品量化配制表"（表7-1）介绍

1列：列出了临床常用的14种需要量化管理的急救药品。

2列：根据药典、指南等文献，给出这些药品常规首剂用量及维持量。

3列：配置方法，结合患者的体重，医师根据系数、体重计算药物用量，护士配置药品。

4列：速度与浓度关系，根据体重配制的药物浓度，此处给出了不同的输注速度下药物的用量，以达到各级各类人员能一目了然时刻掌握药物用量。

5列：各种急救药品基本上都是高危药品，如果使用不当将导致病情恶化。在此简要指出各类药物使用中的要点、重点及注意事项。

二、具体操作

（1）仪器设备及溶媒液：微量泵、适用于微量泵的50mL注射器、0.9%氯化钠溶液100mL或5%葡萄糖注射液等。

（2）患者千克体重（设为a）；查"常用急救药品量化配制表"第三列中本药物给出的系数；此系数乘a，即为此药的医嘱量。

（3）护士根据医嘱，用50mL注射器首先抽取药物量，再抽0.9%氯化钠溶液至50mL，接入静脉输液中根据医师医嘱调整微量泵速度。

三、无微量泵、输液泵

在没有微量泵、输液泵的基层医院，可以按上述比例稀释加量至100~500mL后，按15滴为1mL调整滴注速度

四、特别注意

（1）"氯化钾注射液"的泵入必须通过深静脉置管，不准使用外周浅静脉。

（2）有些药物不能用生理盐水配制如胺碘酮，此时稀释用液体更换为5%葡萄糖。

五、配制举例

以休克患者使用多巴胺注射液为例：

（1）医师医嘱：患者体重为50kg，查"常用急救药品量化配制表"第2行多巴胺、第3列"3a（mg）"，即为：系数3×体重50=150mg。医嘱：多巴胺150mg加0.9%氯化钠溶液至50mL、10mL/h速度泵入。

（2）护士：用50mL注射器首先抽取多巴胺150mg，再抽0.9%氯化钠溶液直至注射器满50mL；接入静脉输液中根据医师医嘱调整微量泵速度10mL/h（10μg/（kg·min））。

（3）医护观察：根据血压结合心率动态调整多巴胺泵入速度。如果本科室都使用量化管理，各班巡视病房时，当其看到10mL/h的速度在泵多巴胺，就可以判断此时用量为10μg/（kg·min），立即心里有底，如果此时血压仍然较低，多巴胺用量还可调至20mL/h即20μg/（kg·min）。

注：

（1）*a为kg体重。

（2）配置时，一般用微量泵50mL注射器抽取用药后，再抽取0.9%NS或5%GS至50mL。

（3）为确保安全，在医嘱开具后输注前及各班接班时，请医生根据配置浓度、输注速度实际计算输注量是否与配置表相符。

表 7-1 常用急救药品量化配置表

	常规剂量	配置	速度与浓度关系	备注
多巴胺 多巴分 丁胺	2~20 μg/（kg·min）	3a*（mg） 0.9%NS 加量至 50mL	1mL/h=1 μg/（kg·min）	当药物用量≥20 μg/（kg·min）时，疗效不佳不再增加剂量应换用或加用另一种药
去甲肾	0.01~3 μg/（kg·min）	0.3a*(mg) 5% GS 加量至 50mL	1mL/h=0.1 μg/ （kg·min）	顽固性休克 注意：重酒石酸去甲肾上腺素2mg≈去甲肾上腺素1mg
异丙肾	0.5~2 μg/min	3mg 0.9%NS 加量至 50mL	1mL/h=1 μg/min	用于Ⅲ○AVB
硝酸甘油	20~200 μg/min	3mg 0.9%NS 加量至 50mL	1mL/h=1 μg/min	心梗、低血压：起始1~5mL/h，每5 min 增3 mL/h 左心衰、高血压：起始及维持剂量可能较高
乌拉地尔	0.1~0.4 mg/min	30mg 0.9%NS 加量至 50mL	10mL/h=0.1mg/min	高血压急症时可首剂12.5mg iv 后按改前维持量
硝普钠	1~150 μg/min	30mg 0.9%NS 加量至 50mL	1mL/h=10 μg/min	避光、4h 换1次 慎用：急性冠脉综合征（ACS）
	0.3~5 μg/（kg·min）	3a*（mg） 0.9%NS 加量至 50mL	1mL/h=1 μg/ （kg·min）	
利多卡因	1~4mg/min	300mg 0.9%NS 加量至 50mL	10mL/h=1mg/min	
胺碘酮	首剂 150mg	150mg 5% GS 20mL 稀释	≥10 min 静推完	首剂无效，可于10~15 min 后重复追加150 mg 静推； 24h 内用药总量≤1200 mg
	6h 内 1mg/min 6h 后 0.5mg/min	300mg 5% GS 加量至 50mL	10mL/h=1mg/min	
氨茶碱	0.7~1 mg/（kg·h）	0.9%NS 加量至 50mL 5a*（mg）	1mL/h=0.1mg/（kg·h）	注意心律失常、低血压的发生

续表 7-1

	常规剂量	配置	速度与浓度关系	备注
吗啡	3~10mg/ 次	NS 2~5mL	iv、im	急性左心衰可 iv 或 im 连用 2~3 次，每次间隔 >15min，严密监测呼吸等生命体征
	首剂 3~5mg/ 次	NS 2 mL	iv、im	用于呼吸机插管耐管术后镇静止痛，根据患者耐管情况适当追加 iv、im
	0.5~1.5mg/h	25mg 0.9%NS 加量至 50mL	2mL/h=1mg/h	
咪达唑仑	首剂 0.03~0.3mg/ kg	0.9%NS3~30mL	iv	呼吸机插管患者根据神志及耐管情况选择用药的强弱度
	弱镇静：0.03~0.04mg/（kg·h）强镇静：0.06~0.2mg/（kg·h）	0.5a*(mg) 0.9%NS 加量至 50mL	1mL/h=0.01mg/（kg·h）	
胰岛素	4~10μ/h	50μ 0.9%NS 加量至 50mL	1mL/h=1μ/h	每 1~2h 测量血糖 1 次
氯化钾（深静脉）	<0.75g/h	10% 氯化钾 30mL 0.9%NS 加量至 50mL	10mL/h=0.6g/h	深静脉置管下补钾可使用前高浓度，并需常规心电监护；外周静脉补钾时必须小于 3‰ 的浓度
呋塞米	20~100mg		iv	肺水肿时，先静推后可维持
	5~40mg/h	100mg 0.9%NS 加量至 50mL	1mL/h=2mg/h	

主要参考文献

［1］方邦江，刘清泉．中西医结合急救医学［M］．北京：人民卫生出版社，2015.

［2］刘清泉，方邦江．中医急诊学（全国中医药行业高等教育"十四五"规划教材）［M］．北京：中国中医药出版社，2021.

［3］张文武．急诊内科手册（第3版）［M］．北京：人民卫生出版，2021.

［4］万学红，卢雪峰．诊断学（第9版）［M］．北京：人民卫生出版社，2018.

［5］李骥，夏鹏．内科住院医师手册（第2版）［M］．北京：人民卫生出版社，2021.

［6］吴勉华，石岩．中医内科学（全国中医药行业高等教育"十四五"规划教材）［M］．北京：中国中医药出版社，2021.

［7］张伯礼，吴勉华．中医内科学［M］．北京：中国中医药出版社，2017.

［8］王吉耀，葛均波，邹和建．实用内科学（第16版）［M］．北京：人民卫生出版社，2022.

［9］缪晓辉，冉陆，张文宏．成人急性感染性腹泻诊疗专家共识［J］．中华传染病，2013，32(12)：705-714.

［10］张蕊，孙宗丕，孙燕茹．急诊科常见症状处理程序［M］．北京：人民军医出版社，2015.

［11］胡品津，谢灿茂．内科疾病鉴别诊断学（第7版）［M］．北京：人民卫生出版社，2021.

［12］刘大为．实用重症医学（第2版）［M］．北京：人民卫生出版社，2017.

［13］王立祥，孟庆义，余涛．2018中国心肺复苏培训专家共识［J］．中华危重病急救医学，2018，30(5)：385-400.

［14］向晋涛，朱刚艳，朱志先．心理社会因素与室性心律失常［J］．中国心脏起搏与心电生理，2008，22(3)：194-197.

［15］李志鹏，张玉平，赵自刚．白细胞在全身炎症反应综合征发生机制中的作用［J］．中国医疗前沿，2011，6(12)：9-10.

［16］段吉明，李文星．淋巴细胞在内毒素导致全身炎症反应综合征中作用机制的研究现状［J］．中国临床研究，2014，27(6)：746-748.

［17］李雨，张旋．全身炎症反应综合征治疗概况［J］．中国医学创新，2013，10(24)：150-152．

［18］李志军，王东强，李银平．脓毒证休克中西医结合诊治专家共识［J］．中华危重病急救医学，2019，31(11)：1317-1323．

［19］刘春峰，张铁凝．2016脓毒症和脓毒症休克管理指南——需要关注的变化［J］．中国小儿急救医学，2017，24(7)：512-516．

［20］张晓云，袁维真．中西医临床危重病学（第2版）［M］．北京：中国医药科技出版社，2019．

［21］葛均波，徐永健，王辰，等．内科学［M］．北京：人民卫生出版社，2018．

［22］国家卫生计生委合理用药专家委员会，中国药师协会．心力衰竭合理用药指南［J］．中国医学前沿，2016，8(9)：19-66．

［23］中国医师协会急诊医师分会．2015中国急诊急性冠状动脉综合征临床实践指南［J］．中国急救医学，2016，36(1)：9-11．

［24］国家中医药管理局．中医病证诊断疗效标准［M］．北京：中国医药科技出版社，2012．

［25］缪晓辉，冉陆，张文宏．成人急性感染性腹泻诊疗专家共识［J］．中华传染病，2013，32(12):705-714．

［26］中华中医药学会脾胃病分会．急性胰腺炎中医诊疗专家共识意见（2017）［J］．临床肝胆病，2017，33(11)：2052-2057．

［27.］贾建平，陈生弟．神经病学［M］．北京：人民卫生出版社，2018．

［28］孟昭泉，李伟．急性中毒急救手册［M］．北京：金盾出版社，2014．

［29］邦加德．现代重症监护诊断与治疗［M］．邱海波译．北京：人民卫生出版社，2011．

［30］管向东，陈德昌，严静．中国重症医学专科资质培训教材［M］．邱海波译．北京：人民卫生出版社，2019．

［31］沈红，刘中民．急诊与灾难医学［M］．北京：人民卫生出版社，2018．

［32］吕聪敏，汤建民．临床实用心电图学［M］．北京：科学出版社，2018．

［33］李中健，郑薇，等．心电图精要［M］．西安：第四军医大学出版社，2012．

［34］黄元铸，胡大一．心脏急症疑难心电图诊断［M］．南京：江苏科学技术出版社，2009．

［35］陈新．黄宛临床心电图学［M］．北京：人民卫生出版社，2009．

［36］中国心电学会危急值专家工作组．心电图危急值2017中国专家共识［J］．临床

心电学，2017,26：401-402.

［37］张海澄.评述：用好危急值，提高心电图临床应用价值［J］.临床心电学，2017,26:403.

［38］李方洁，向晋涛.心电散点图［M］.北京：人民卫生出版社，2014.

［39］向晋涛，景永明.临床心电散点图［M］.武汉：湖北科学技术出版社，2016.

［40］王红宇.缓慢心律失常：危急值解读.临床心电学，2017,26:411-413.

［41］杨晓云.快速心律失常：危急值解读.临床心电学，2017,26:407-411.

［42］李方洁.临床心电散点图精解［M］.北京：人民卫生出版社，2018.

［43］胡大一.慢性心力衰竭心脏康复中国专家共识［J］.中华内科，2020,59(12)：942-952.

［44］李可.李可老中医急危重症疑难病经验专辑［M］.太原：山西科学技术出版社，2021.

［45］邓铁涛.邓铁涛医集［M］.北京：人民卫生出版社，1995.

［46］段治钧，冯世纶，廖立行.胡希恕医论医案集粹［M］.北京：中国中医药出版社，2018.

［47］陈明，刘燕华，李芳.刘渡舟临证验案精选［M］.北京：学苑出版社，2021.

［48］朱良春.朱良春精方治验实录［M］.北京：中国科学技术出版社，2017.

［49］胡镜清.国医大师路志正临证精要［M］.北京：人民卫生出版社，2017.

［50］田春洪.国医大师张震中医实践领悟与研究心得［M］.北京：人民卫生出版社，2020.